Schrittmacher in der Rettungskette

First Responder – Ideen, Grundlagen, Konzepte

Schrittmacher in der Rettungskette

First Responder – Ideen, Grundlagen, Konzepte

Peter Poguntke / Maximilian Eichner

Verlagsgesellschaft Stumpf & Kossendey • Edewecht • Wien • 2001

Anschrift der Verfasser:

Peter Poguntke
Landhausstr. 263
70188 Stuttgart

Maximilian Eichner
Haselsberger Str. 7
85764 Oberschleißheim

Deutsche Bibliothek - CIP-Einheitsaufnahme

Poguntke, Peter:
Schrittmacher in der Rettungskette : first responder ; Ideen, Grundlagen, Konzepte / Peter Poguntke/Maximilian Eichner. - Edewecht ; Wien : Stumpf und Kossendey, 2001
ISBN 3-932 750-53-5

© Copyright by Verlagsgesellschaft
Stumpf & Kossendey m.b.H., Edewecht 2001
Satz: ArtSatz Medienagentur, Oldenburg
Druck: Media-Print, Paderborn

Inhalt

Vorwort   9

1 Die Grundlagen: eine Idee entwickelt sich   11
- 1.1 Eine spektakuläre Wiederbelebung 13
- 1.2 Das Problem der Hilfsfrist... 14
- 1.3 Geografie und Rettungsdienst 15
- 1.4 Der entscheidende Zeitvorteil 17
- 1.5 Feuerwehr für den Notfall 18
- 1.6 Defibrillation so früh wie möglich 18
- 1.7 Feuerwehr am Halbautomaten?... 20
- 1.8 Erfahrungen aus den USA 21
- 1.9 Das US-Modell für den Landkreis München 23
- 1.10 Zusammenfassung 25

2 Initiative für den Notfall: das Pilotprojekt   27
- 2.1 Skepsis und Befürchtungen... 31
- 2.2 Sicher nur mit Versicherung 33
- 2.3 Keine Pflichtaufgabe 35
- 2.4 Teilnahmebedingungen 36
- 2.5 Zusammenfassung 41

3 Einsatzkonzept: der First Responder in Aktion   43
- 3.1 Indikationskatalog 46
- 3.2 Die Durchführung des Pilotprojekts in Aschheim, Oberschleißheim und Unterschleißheim 47
  - 3.2.1 Aschheim.. 47
  - 3.2.2 Oberschleißheim.. 49
  - 3.2.3 Unterschleißheim 50
- 3.3 Das Pilotprojekt und die Kreisbrandinspektion 52

4 Der Beweis: die Auswertung des Pilotprojekts   55
- 4.1 Eine dauerhafte Verpflichtung 60
- 4.2 Ein Ja von den Ärzten 63
- 4.3 Fazit 67

5 Eine Idee schlägt Wellen: die Folgezeit   71
- 5.1 Die Folgezeit: die Freiwillige Feuerwehr im Landkreis 74
- 5.2 Das Beispiel Großhelfendorf... 77
- 5.3 Das Beispiel Unterschleißheim 79
- 5.4 Das Beispiel Wasserwacht Feldkirchen... 80
- 5.5 Das Beispiel der BRK-Bereitschaft Planegg 82
- 5.6 Das Beispiel Berufsfeuerwehr München 84

5.7	Die Landesebene	87
5.8	Auch ein Beispiel: Ersthelfer im Streifenwagen	101
5.9	Das Beispiel Taufkirchen	103

6 Eine Idee im Vergleich — 107

6.1	Workshop	110
	6.1.1 Gegen den Herztod	110
	6.1.2 Helfer-vor-Ort-Systeme	112
	6.1.3 Helfer vor Ort	114
	6.1.4 Qualität der Feuerwehrarbeit	116
	6.1.5 Statistik	117
	6.1.6 Ausbildungskonzept	118
	6.1.7 Linderung des wirtschaftlichen Drucks	119
	6.1.8 Ein zartes Pflänzchen	120
	6.1.9 Fazit des Workshops	121
6.2	Medizinische und juristische Analysen	122

7 First Responder: verschiedene Modelle aus einer Idee — 129

7.1	Die Motorradstaffel der Wiener Berufsfeuerwehr	131
7.2	First Responder als Fortbildungsthema	133
7.3	First Response über den Wolken	137
7.4	Baindlkirch – der unbekannte Vorreiter	139
7.5	BRK Glonn – das „Spin-off" der Schnelleinsatzgruppe	141
7.6	Der Vorläufer: Erste-Hilfe-Trupps der Feuerwehr	143
7.7	Teamleader und Standing Order	145
7.8	Wasserrettung auf dem Land	146

8 Blick über die Grenzen: der erste internationale First-Responder-Kongress — 151

9 Blick in die Zukunft: Perspektiven einer Idee — 163

Anhang — 171

Dienstanweisung der Feuerwehr Garching für den First-Responder-Dienst (Stand 10/99)	173
Übersicht	173
Anwendungsbereich der Dienstanweisung	173
Indikationen für einen First-Responder-Einsatz	174
Kennzeichnung der First Responder	174
Dienstkleidung	174
Ausbildungsvoraussetzungen	174
Aus- und Fortbildung	175
Aufgaben der First Responder	177
Aufgaben des Teamleaders	177
Aufgaben des Medizinischen Einsatzleiters	177

Dokumentation 177
Feuerwehr-Einsatzbericht 178
Aufnahmen bzw. Veröffentlichung von Fotos und Videos 178
Rechtliche und medizinische Aspekte 178
Alarmierung 178
Ausrückeordnung 178
Funkmeldesystem 179
Funkverkehr 179
Nachforderung und Abbestellung von Rettungsmitteln 179
Ausschluss aus dem First-Responder-Dienst 179
Hepatitis-Schutzimpfung 180
Notfallausrüstung 180

Nachwort **181**

Vorwort

Deutschland verfügt über eines der effektivsten und am besten ausgebauten Rettungsdienstsysteme der Welt. Ein engmaschiges Netz von Rettungswachen und Notarztstützpunkten, vor allem aber auch der flächendeckende Aufbau der Luftrettungsbasen gewährleisten zu fast jeder Zeit und an fast jedem Ort schnelle medizinische Hilfe für den Notfallpatienten. Gleichwohl stößt auch dieses System jeden Tag immer wieder aufs Neue an seine natürlichen Grenzen: Die Retter können nicht überall zugleich sein, nicht an jeder Ecke warten und – abgesehen von den Rettungshubschraubern – nicht durch die Luft eilen.

Der Bürger nimmt die Leistungsfähigkeit des deutschen Rettungswesens und auch dessen Probleme meist nur dann wahr, wenn er selbst zum Betroffenen wird. Gehören er oder seine Angehörigen und Bekannten dann zu den Fällen, in denen der Rettungsdienst an seine Grenzen stößt, dann wird oft massive Kritik laut und die Forderung nach Verbesserung des Systems erhoben. Sobald sich jedoch die Aufregung um den jeweiligen Fall wieder gelegt hat, gerät eine Forderung oft schnell wieder in Vergessenheit.

Umso faszinierender war es für uns als Autoren dieses Buches, mit der Entwicklung des First-Responder-Systems ein Konzept zu beobachten und teilweise mitzugestalten, das einen grundlegend anderen Ansatz verfolgt: Nicht das kurzfristige und zeitlich begrenzte Reagieren auf einzelne Unzulänglichkeiten des Rettungsdienstes steht dabei im Blickpunkt, sondern das Anliegen, einen dauerhaften und tragfähigen Beitrag zu einer noch besseren Versorgung von Notfallpatienten zu leisten. Wo der Rettungsdienst an die Grenzen seiner Leistungsfähigkeit, seiner Ressourcen und Kapazitäten stößt, da sollte der First Responder einspringen. Hat der Rettungsdienst ein Netz über das Land ausgebreitet, so haben die mittlerweile weit verbreiteten First-Responder-Systeme ein zweites, noch engmaschigeres darunter gespannt. Fällt der Patient – sinnbildlich gesprochen – zunächst durch das erste Netz, dann kann er immer noch vom zweiten aufgefangen werden.

Dieses Verfahren funktioniert in der Praxis durchaus. Zahlreiche First-Responder-Systeme, die von verschiedenen Organisationen betrieben und nach unterschiedlichsten lokalen Kriterien ausgerichtet werden, haben die Richtigkeit der Idee bewiesen. Hinzu kommt, dass sie sich ohne allzu große finanzielle Aufwendungen sowie unter Ausnutzung bereits vorhandener Strukturen und Kapazitäten realisieren lässt.

Gerne haben wir deshalb die Chance ergriffen, alles das, was sich in der Vergangenheit auf dem First-Responder-Gebiet entwickelt hat, in einem Buch zusammenzufassen und zu kommentieren, ohne dass wir damit Anspruch auf Vollständigkeit erheben. Das wurde auch keineswegs beabsichtigt, denn die Diskussion wird auch in der Zukunft weitergeführt werden und die First-Responder-Idee wird sich mit ihr weiterentwickeln. Und das muss sie auch, denn nur gelebte Systeme und lernende Organisationen haben langfristig Bestand. Insofern versteht sich dieses Buch auch als Zwischenbilanz, Diskussionsbeitrag sowie Orientierungshilfe und nicht als Schlusspunkt einer Debatte oder Entwicklung.

Unser Dank als Autoren gilt dem Verlag Stumpf & Kossendey für seine Entscheidung, dieses Buchprojekt mit uns zu realisieren, allen in diesem Buch erwähnten

Organisationen und Personen für ihre freundliche Unterstützung und Bereitschaft, uns ihre Gedanken für dieses Buch zur Verfügung zu stellen. Dank gilt vor allem auch unseren Ehefrauen, Christina Poguntke und Marion Eichner, die die zurückliegende monatelange Arbeit mit uns geteilt und uns nach Kräften geholfen haben, damit dieses Buch entstehen konnte.

P. Poguntke, M. Eichner
Stuttgart/Oberschleißheim, April 2001

1 Die Grundlagen: eine Idee entwickelt sich

1.1 Eine spektakuläre Wiederbelebung

Als am 9. Januar 1996 der Pausengong am Carl-Orff-Gymnasium in Unterschleißheim bei München ertönt, strömen die Schülerinnen und Schüler so wie jeden Tag auf den Pausenhof, um die ersehnte Abwechslung vom Schulunterricht zu genießen. Für einen von ihnen – den 16-jährigen Robert O. – droht diese Pause jedoch fast zum Schicksal zu werden: Wie vom Blitz getroffen, ohne jede erkennbare Vorwarnung, lautlos und ohne einen Hilferuf von sich geben zu können, bricht er auf einmal zusammen und bleibt bewusstlos auf dem Pflaster liegen. Was zu diesem Zeitpunkt niemand weiß: Sein Herz hat auf einmal zu schlagen aufgehört.

Soll Robert O. noch zu retten sein, dann muss die Hilfe schnell und effektiv erfolgen. Ihr Beginn darf nicht länger als drei Minuten dauern, die das menschliche Gehirn maximal ohne Sauerstoffzufuhr überdauern kann, ohne bleibenden Schaden zu nehmen. Der junge Mann hat lebensrettendes Glück. In seinem Gymnasium haben Mitschüler, die als ehrenamtliche Helfer des Jugendrotkreuzes tätig sind, einen Schulsanitätsdienst aufgebaut, der seine Aufgabe ernst nimmt. Die beiden herbeigerufenen Helfer überblicken die Situation richtig, stellen einen Herz-Kreislauf-Stillstand fest und beginnen sofort mit der Basisreanimation, nachdem sie zuvor einen Notruf mit dem Meldebild „laufende Reanimation" veranlasst haben.

Ohne dass umfangreichere Rückfragen nötig wären, kann deshalb der Disponent in der Integrierten Rettungsleitstelle München sein schnellstes Rettungsmittel – den Münchener Rettungshubschrauber „Christoph 1" – einsetzen. Es gibt noch einen weiteren Vorteil: Zur Überbrückung der elf Minuten, die der Hubschrauber brauchen wird, um von seiner Basis am Krankenhaus München-Harlaching im Südwesten der bayerischen Landeshauptstadt zu seinem Einsatzort im nördlichen Landkreis München zu gelangen, verfügt der Disponent im Fall Unterschleißheim noch über eine weitere Ressource, denn in dieser Gemeinde gibt es einen sogenannten First-Responder-Dienst, welcher rund um die Uhr alarmierbar ist.

Die beiden diensthabenden First Responder an diesem Tag sind zwei Angehörige der Freiwilligen Feuerwehr Unterschleißheim, die ohne jeglichen Zeitverlust von ihrem Standort an der Feuerwache zum nahen Gymnasium ausrücken können. Dieser einsatztaktische Vorteil kommt aber auch nicht von ungefähr: Die beiden arbeiten als hauptamtliche Gerätewarte der Feuerwehr, sind generell im Feuerwehrdienst und daher immer verfügbar.

Nach einer Anfahrtszeit von zwei Minuten treffen sie am Eisatzort ein. Dann greift der medizinische Vorteil ihres Systems: Alle First Responder in Unterschleißheim sind mit halbautomatischen Defibrillatoren ausgerüstet. Dieser Umstand ist der letzte und zugleich wesentlichste Glücksfall, der dem 16-jährigen Robert O. endgültig das Leben rettet. Nachdem die beiden First Responder die Elektroden ihres Geräts am Thorax des Schülers angebracht haben, stellt es die Diagnose „Kammerflimmern" und gibt den ersten 200-Joule-Elektroschock frei, der dieses Kammerflimmern durchbrechen kann. Insgesamt zeigt das Gerät noch viermal „Schock frei" an und die First Responder führen gemeinsam mit den Helfern des Schulsanitätsdienstes mehrere Minuten lang ihren Algorithmus zur Wiederbelebung durch, bevor Rettungsdienst und der mit dem Rettungshubschrauber kommende Notarzt eintreffen und übernehmen.

Die Bemühungen der Teams hatten Erfolg: Robert O. gilt heute als „sekundär überlebender Reanimationspatient", hat mittlerweile sein 20. Lebensjahr erreicht und absolviert zurzeit noch seine Schulausbildung. Sein angeborenes Herzleiden, das seinerzeit zu dem abrupten Herzstillstand geführt hatte, wurde nach seiner Einlieferung unter Notfallbedingungen erstmals diagnostiziert und wird nun mittels eines implantierten Defibrillators kontrolliert. Übrigens: Bereits am Einsatzort setzte die Herztätigkeit damals wieder ein. Entscheidend für diesen Erfolg, so die einhellige Meinung der Experten im Nachhinein, waren drei Faktoren:

- das schnelle Einsetzen der Reanimation durch Helfer
- die schnelle Defibrillation innerhalb von drei Minuten durch die First Responder
- das aus diesen Maßnahmen resultierende, sehr kurze therapiefreie Intervall bis zum Eintreffen des Notarztes.

1.2 Das Problem der Hilfsfrist

Der oben geschilderte Fall war so spektakulär, dass er breiten Niederschlag in der Presse fand und schließlich für eine Produktion des Magazins *Notruf* des Kölner Privatsenders RTL nachinszeniert und verfilmt wurde. Eignete sich dieser Einsatz auch aufgrund seiner Dramatik und seines glücklichen Ausgangs besonders zu dieser plakativen Darstellung, so zeigt er doch – nüchtern betrachtet – eindrucksvoll die wesentlichen Problemstellungen und Erkenntnisse auf, die drei Jahre zuvor ausschlaggebend für die Entwicklung des First-Responder-Systems waren:

- Durch Spitzenauslastungen im Rettungsdienst können deutlich verlängerte Hilfsfristen entstehen. Im vorliegenden Fall war der RTW der fünf Kilometer entfernten Rettungswache Oberschleißheim nicht verfügbar gewesen.
- Zum Tragen kommt diese Problematik naturgemäß in Gebieten mit geringerer Anzahl von Rettungswachen und Rettungsdienstfahrzeugen, also im ländlichen Raum wie hier im nördlichen Landkreis München.
- Auf Reanimationspatienten wirken sich solche verlängerten Hilfsfristen, die wiederum das therapiefreie Intervall ausdehnen, fatal aus: Ihre Überlebenschancen sinken drastisch.
- Auch das schnellste Rettungsmittel, also der Rettungshubschrauber, kann diese Frist nicht immer einhalten, wenn es z.B. die Witterungsverhältnisse – wie im vorliegenden Fall – nicht erlauben.
- Eine organisierte Erste Hilfe am Ort, die die Zeit bis zum Eintreffen des Rettungsdienstes mit qualifizierten Maßnahmen überbrückt, kann lebensrettend für den Notfallpatienten sein.
- Die Möglichkeit der Frühdefibrillation mit halbautomatischen Geräten muss Bestandteil der Ersten Hilfe sein.
- Auch Organisationen, deren originäre Aufgaben nicht aus Sanitäts- und Rettungsdienst bestehen, können bei entsprechender Ausbildung und Ausrüstung diese organisierte Hilfe bieten.

Manch einer, der mit Notfallmedizin und Rettungsdienst vertraut ist, wird nun sagen: Das sind Überlegungen grundsätzlicher Art und von allgemeiner Gültigkeit. Trotzdem: Daraus praktische Konsequenzen zu ziehen und praktische Maßnahmen abzuleiten, erwies sich als wesentlich komplizierter als zunächst anzunehmen gewesen wäre.

Für die Entwicklung und Einrichtung des First-Responder-Systems im nördlichen Landkreis München war vor allem einer der oben genannten Aspekte ausschlaggebend gewesen: die Problematik der mitunter zu langen Hilfsfristen des Rettungsdienstes. Zur Verdeutlichung soll an dieser Stelle die geographische und rettungsdienstliche Situation des genannten Gebietes beschrieben werden, das im Wesentlichen die Nachbargemeinden Oberschleißheim und Unterschleißheim umfasst. In Oberschleißheim leben etwa 11 000, in Unterschleißheim rund 25 000 Menschen. Im Einzugsbereich beider Gemeinden befinden sich insgesamt drei Teilstücke mit sehr stark befahrenen Autobahnen sowie mit zwei ebenso stark frequentierten Bundesstraßen. Zusätzlich verläuft eine Bahnlinie durch beide Orte. In Bezug auf ihre Struktur besitzen die beiden Gemeinden sowohl ländlich-agrarische Charakteristika als auch Merkmale groß angelegter Gewerbe- und Industriegebiete. Besonders die Gemeinde Unterschleißheim hat sich in den 80er Jahren zu einem wirtschaftlichen Mittelzentrum entwickelt. Die aus dieser Entwicklung resultierende zunehmende Bevölkerungsdichte im Bereich der beiden Gemeinden Unterschleißheim und Oberschleißheim brachte naturgemäß auch ein ständiges Ansteigen des Rettungsdienstaufkommens mit sich, mit dem der Ausbau des Rettungsdienstes in dieser Region nicht Schritt hielt. Dies kann in erster Linie auf die anhaltende Kostendiskussion im Gesundheitswesen zurückgeführt werden, die auch in anderen Teilen Deutschlands einem weiteren Ausbau des Rettungsdienstes entgegenstand. In der täglichen Einsatzpraxis des Rettungsdienstes bedingte dies Wartezeiten und Hilfsfristen bei Notfällen mitunter über die Sechs-Minuten-Grenze hinaus. Diese Situation wurde vor allem auch vonseiten des Rettungsdienstpersonals zunehmend als nicht hinnehmbar empfunden und regte zahlreiche Diskussionen und Überlegungen zu diesem Problem an.

1.3 Geografie und Rettungsdienst

Rettungsdienstlich betreut wird dieser Bereich durch zwei Rettungswachen, von denen eine in der Gemeinde Oberschleißheim, die andere in der Gemeinde Ismaning steht. Ismaning ist – von Oberschleißheim aus gesehen – die übernächste Gemeinde in östlicher Richtung. Die Rettungswache Oberschleißheim und die Rettungswache Ismaning sind jeweils mit einem RTW in 24-Stunden-Besetzung und mit je einem KTW, der aber nur während der Haupttageszeit besetzt ist, ausgerüstet. Die Rettungswache Oberschleißheim ist primär für die Gemeinden Ober- und Unterschleißheim sowie für die benachbarte Stadt Garching und die nördlichen Bezirke der Landeshauptstadt München zuständig. Die Rettungswache Ismaning betreut die Gemeinde Ismaning, die nordöstlichen Gebiete Münchens sowie im Bedarfsfall ebenfalls die Stadt Garching und die zu Ismaning benachbarte Gemeinde Aschheim. Der nächste Notarzt-Stützpunkt für den Münchner Norden liegt am Krankenhaus München-Schwabing und ist mit einem NAW und einem NEF ausgestattet. Der durchschnittliche Anfahrtsweg beträgt rund zwölf Kilometer. Aus diesem Grund wird tagsüber häufig auf den bereits erwähnten im Münchner Süden stationierten Rettungshubschrauber „Christoph 1" zurückgegriffen. Nachts kommen im Bedarfsfall auch die NEFs aus den beiden Nachbarlandkreisen Dachau und Freising zum Einsatz. Nach Dachau beträgt der Anfahrtsweg wenigstens zehn, nach Freising von der nächstgelegenen Rettungswache aus etwa sechs Kilometer. Zum Einsatz kommen außerdem noch die Notärzte, die an den Krankenhäusern München-Bogenhausen und Rechts der Isar stationiert sind. Beide liegen aber eher im östlichen Bereich Münchens. In der zu Oberschleißheim benachbarten Stadt Garching unterhält ein privates Rettungsdienstunternehmen eine ständig besetzte Rettungswache. Zum damaligen Zeitpunkt (1993) war eine vollständige Integration der Aktivitäten privater Rettungsdienstunternehmen in den öffentlichen Rettungsdienst Münchens noch nicht erfolgt. Jedoch kooperierte das private Rettungsdienstunternehmen stets in Absprache mit der Rettungsleitstelle München. In Fällen der Spitzenbelastung kann im Stadtbereich Garching zusätzlich auf die Kapazitäten der Werksfeuerwehr der dortigen Technischen Universität zurückgegriffen werden.

Die Anzahl der Notfalleinsätze, die durchschnittlich in einem Jahr auf die Gemeinden im Münchner Norden entfallen, konnte seinerzeit aus technischen Gründen von der Rettungsleitstelle München noch nicht bestimmt werden. Bestimmbar war aber die durchschnittliche Zahl der Notfalleinsätze, die in einem Jahr von der Rettungswache Oberschleißheim aus gefahren wurde: Sie lag allein bei rund 900.

Gleichwohl darf an dieser Stelle nicht verschwiegen werden, dass die anhaltenden Diskussionen um die mitunter zu langen Hilfsfristen im nördlichen Landkreis München auch vom Rettungszweckverband München und von den am Münchener Rettungsdienst beteiligten Organisationen aufgegriffen wurden und zu dezidierten Maßnahmen führten:

- Zum 01.05.1993 wurde in Eigeninitiative des Kreisverbandes München des Bayerischen Roten Kreuzes die Rettungswache Ismaning eingerichtet und eine 24-stündige Besetzung dieser Wache mit einem RTW sichergestellt.
- Zum 01.06.1993 wurde der NAW-Standort im Krankenhaus München-Schwabing zusätzlich mit einem täglich für 24 Stunden verfügbaren NEF ausgestattet. Dieses NEF wurde aus einsatztaktischen Gründen in die noch weiter nördlich gelegene Feuerwache 7 verlegt, um einen noch kürzeren Anfahrtsweg in die Nordgemeinden zu erreichen.

Empirisch belegt und statistisch aufgearbeitet wurde die Problematik der Hilfsfristen erstmals durch eine Studie, die über einen Zeitraum von drei Jahren vom Team des Münchner Rettungshubschraubers „Christoph 1" unternommen wurde. Von durchschnittlich 2 000 Einsätzen pro Jahr, die der Rettungshubschrauber „Christoph 1" im Rettungsdienstbereich München fliegt, entfallen durchschnittlich 600 auf den Landkreis. Bei diesen Einsätzen wurde eine durchschnittliche Eintreffzeit des Rettungshubschraubers von sechs Minuten ermittelt. Zu diesen 600 Einsätzen im Landkreis München zählen im Durchschnitt etwa 100 Reanimationen. Eine medizinische und statistische Auswertung dieser 100 Reanimationen ergab die denkbar schlechte Bilanz von zwei Prozent sekundär Überlebenden. Den zahlreichen Flügen des schnellsten Notarzt-Einsatzmittels stand somit ein signifikant schlechtes Patienten-Outcome bei Reanimationen gegenüber. In allen Fällen, in denen die Feuerwehr mit zum Einsatz bestellt worden war, machte das Team des Rettungshubschraubers „Christoph 1" eine Feststellung, die später eine der Grundideen für die Einrichtung des First-Responder-Systems liefern sollte: In allen Fällen war die Freiwillige Feuerwehr der jeweiligen Landkreisgemeinde als erste alarmierte Einheit am Einsatzort und das meist mit Minutenvorsprung vor dem immerhin schnellsten Rettungsmittel Hubschrauber.

1.4 Der entscheidende Zeitvorteil

In eine ähnliche Richtung gingen auch die Beobachtungen bei kombinierten Feuerwehr- und Rettungsdiensteinsätzen auf den bereits erwähnten Autobahnen und Bundesstraßen im Bereich der beiden Gemeinden Oberschleißheim und Unterschleißheim. Auch hier hatte sich ein deutlicher Zeitvorsprung der an den beiden Orten stationierten Freiwilligen Feuerwehren gegenüber dem Rettungsdienst ergeben. Aus diesem praktischen Grund, aber auch aus der traditionell engen Zusammenarbeit und personellen Verflechtung zwischen Hilfsorganisationen und Feuerwehren in diesem Bereich, entstand früh der Gedanke, die Feuerwehr in die Erstversorgung von Notfallpatienten am Unfallort einzubinden. Dies war ebenfalls eine der Grundüberlegungen, die sich später als entscheidend für die Entwicklung des First-Responder-Systems im nördlichen Landkreis München erweisen sollten.

Eine vergleichbare Problematik wie in den Gemeinden Oberschleißheim und Unterschleißheim herrschte in der Gemeinde Aschheim, die im nordöstlichen Bereich des Landkreises München liegt. Rettungsdienstlich betreut wird die Gemeinde entweder von der Rettungswache Ismaning oder von der Rettungswache im östlichen Stadtteil München-Trudering, die zudem auch für die Landkreisgemeinde Feldkirchen zuständig ist. Die nächsten Notarzt-Stützpunkte für die Gemeinde Aschheim sind das Krankenhaus München-Bogenhausen sowie das Krankenhaus Rechts der Isar (beide liegen im östlichen Teil der Landeshauptstadt).

Angesichts der Analyse der rettungsdienstlichen Situation und des Hintergrundes dieser Überlegungen kamen die Freiwilligen Feuerwehren 1993 zu dem Entschluss, ihre Aktivitäten zur Unterstützung des Rettungsdienstes auszuweiten und auf die Erstversorgung von Notfallpatienten am Einsatzort auszudehnen, um die Zeit bis zum Eintreffen des Rettungsdienstes sinnvoll zu überbrücken. Dieses Engagement war für die Feuerwehren im nördlichen Landkreis München nichts Ungewöhnliches. Aufgrund einer historisch gewachsenen, engen Zusammenarbeit zwischen ihnen und den Rettungsorganisationen vor Ort sowie aufgrund enger persönlicher Kontakte hatte sich ein sehr großes Verständnis für die Arbeit des Rettungsdienstes herausgebildet, die schon seit längerem zu intensiven Anstrengungen auf dem Gebiet der Ersten-Hilfe-Ausbildung und der praktischen Ersten Hilfe am Einsatzort geführt hatte. So hatten die genannten Feuerwehren bereits seit Jahren ihre Mitarbeiter auf diesem Sektor weit über den üblichen Umfang hinaus ausgebildet und ausgerüstet.

1.5 Feuerwehr für den Notfall

Der Plan der Freiwilligen Feuerwehr, selbst aktiv zur noch schnelleren Erstversorgung von Unfallopfern in ihrem Einsatzbereich beizutragen, stellt rückblickend einen wesentlichen Zwischenschritt auf dem Weg zum späteren First-Responder-System dar. Wie bereits oben angerissen, basierte dieses Konzept auf mehreren Grundüberlegungen und grundsätzlichen Erkenntnissen, die auch für die Entwicklung des First-Responder-Systems prägend waren:

- *Zeitvorteil:* Die Ortsfeuerwehren waren bei Einsätzen in ihrem Gemeindebereich unstrittig immer als Erste vor Ort, was außerdem durch eine Studie der Luftrettung bestätigt wurde. Die Stationierung ihrer Fahrzeuge im Gemeindegebiet garantierte kurze Anfahrtswege. Die De-facto-Residenzpflicht ihrer Aktiven im Gemeindebereich gewährleistete hohe Ortskenntnis und kurze Ausrückzeiten.
- *Einsatztaktik:* Das Ausrücken zu schweren Verkehrsunfällen erfolgt meist im geschlossenen Verband, was wiederum ein hohes Maß an materiellen und personellen Ressourcen voraussetzt.
- *Ausbildung:* Aufgrund der traditionell engen Zusammenarbeit und der personellen Verflechtungen mit dem Rettungsdienst herrschte bei diesen Feuerwehren ein weit verbreitetes Wissen über die Arbeit des Rettungsdienstes sowie eine große Aufgeschlossenheit, sich für die Erste Hilfe über das Maß der Vorgaben in der Dienstvorschrift hinaus auszubilden und auszurüsten.
- *Potenzial:* Durch diese Tatsache ergab sich ein hohes Potenzial – personell und materiell – in Bezug auf die Erstversorgung von Unfallopfern bis zum Eintreffen des Rettungsdienstes, das nun noch effektiver ausgeschöpft werden sollte.

Ausgehend vom Selbstverständnis der Feuerwehren wollte diese den Rettungsdienst aber keinesfalls ersetzen, sondern nur gewissermaßen als Stärkung eines der Glieder der Rettungskette ergänzen. Dieses Selbstverständnis wurde später auch voll auf das First-Responder-System übertragen, nicht zuletzt auch als deutliches Signal an diejenigen, die in diesen Initiativen eine „Konkurrenz" zum institutionalisierten Rettungsdienst und den darin arbeitenden Organisationen sahen.

1.6 Defibrillation so früh wie möglich

Vor dem Hintergrund dieser Überlegungen fand im Februar 1994 eine Besprechung zwischen den beteiligten Freiwilligen Feuerwehren der nördlichen Landkreisgemeinden, der Berufsfeuerwehr München (als Betreiber der Integrierten Rettungsleitstelle München und des Notarztdienstes im Rettungsdienstbereich München) sowie den Vertretern der Notärzteschaft statt. Dabei sollte über die Aktivitäten der Feuerwehren auf dem Gebiet der erweiterten Ersten Hilfe am Einsatzort sowie über die Konsequenzen dieses Vorhabens diskutiert werden. Ein weiteres Ziel der Besprechung war, die notwendigen Schritte bei der Ausbildung und Ausrüstung festzulegen und die ärztliche Aufsicht des Projekts zu organisieren.

Das Treffen nahm gerade in dieser Hinsicht einen überraschenden Verlauf: Die Notärzte standen der Absicht der Feuerwehren nicht nur sehr aufgeschlossen gegenüber, sie forderten sogar ein über die reine Erstversorgung von Unfallopfern hinausgehendes Engagement hinsichtlich der Integration der Frühdefibrillation und der Ausrüstung der Feuerwehren mit halbautomatischen Defibrillatoren (AEDs).

Mit dieser Frühdefibrillationsinitiative betraten die Befürworter unter den Notärzten zwar kein absolutes Neuland (die Frühdefibrillation durch Rettungsassistenten war im Rettungsdienstbereich München schon 1990 als Pilotprojekt eingeführt worden), sie unternahmen aber einen revolutionären Schritt in Richtung der flächendeckenden Verbreitung dieser notfallmedizinischen Maßnahme. Bisher war diese nach entsprechender Schulung unter ärztlicher Aufsicht ausschließlich dem Rettungsdienstpersonal vorbehalten geblieben.

Für die Technik der Frühdefibrillation durch nichtärztliches Personal sprachen und sprechen gute Gründe, die heute in Deutschland als unstrittig gelten, zum damaligen Zeitpunkt jedoch noch durchaus kontrovers diskutiert wurden. Anfang 1994 hatte der Arbeitskreis Notfallmedizin und Rettungsdienst an der Ludwig-Maximilians-Universität München (ANR) – ein im Wesentlichen auf Notärzten begründeter Kreis mit starkem reformerischen Antrieb und großem Einfluss im Münchener Rettungswesen – eine Studie vorgelegt, die die Bedeutung der Frühdefibrillation nochmals unterstrich. Danach starben 1993 im gesamten Bundesgebiet 440 000 Menschen an den Folgen von Herz-Kreislauf-Erkrankungen und etwa 90 000 – also rund 20 Prozent – erlagen dabei dem „plötzlichen Herztod". In 85 Prozent dieser Fälle ging diesem „plötzlichen Herztod" eine Kammertachykardie mit anschließendem Kammerflimmern voraus. Erfolgten bei einem solchen Patienten – so die Studie weiter – nicht sofort Basismaßnahmen der Wiederbelebung und würde dieser Patient erst spät defibrilliert, so beliefen sich seine Überlebenschancen auf nahezu null. Auch die Basismaßnahmen allein erhöhten diese Chancen nur geringfügig, da sie zwar einen Minimalkreislauf aufrecht erhielten, aber an der Ursache des Herz-Kreislauf-Stillstandes, also des Kammerflimmerns, nichts ändern konnten. Entscheidenden Einfluss auf das Patienten-Outcome hat jedoch die frühe Defibrillation, wie die Studie betont. Bei einer Defibrillation nach bereits vier Minuten und bei erweiterten Maßnahmen der Wiederbelebung steigt die Überlebenswahrscheinlichkeit um den Faktor 15. Der entscheidende Punkt dabei ist: Nicht allein die Defibrillation, sondern ihre frühe Durchführung – oder anders formuliert, die Frühdefibrillation – bringt den entscheidenden Erfolg.

Aus dieser Studie leitete der ANR vier Grundgedanken ab:

- Kammerflimmern ist der häufigste initiale Rhythmus bei einem plötzlichen Herztod.
- Die effektivste Therapie ist die elektrische Defibrillation.
- Der Erfolg dieser Maßnahme sinkt in Abhängigkeit der Zeit, die bis zu ihrem Beginn verstreicht.
- Letztlich wird aus jedem nicht behandelten Kammerflimmern eine Asystolie mit nur geringen Überlebenschancen.[1]

Außerdem forderte der ANR eine Ergänzung der Rettungskette in Bezug auf folgende Faktoren:

- frühestmöglicher Notruf
- früher Beginn der Basismaßnahmen
- Frühdefibrillation
- frühe erweiterte Maßnahmen.[2]

Exakt dieselben Erkenntnisse und Überlegungen hatten bei der Einführung des Frühdefibrillations-Pilotprojekts 1990 im Rettungsdienstbereich München, dem sich nach und nach alle beteiligten Organisationen angeschlossen hatten, Pate gestanden. Die Ergebnisse dieses Projekts waren so ermutigend gewesen, dass das Pilotprojekt als feste Einrichtung im Münchener Rettungsdienst verankert wurde – ein Schritt, dem sich bis zum heutigen Tage so gut wie alle Rettungsdienstbereiche in Deutschland angeschlossen haben. Im Vorfeld der Piloteinführung wurden nach intensiven Diskussionen mit den ärztlichen Organisationen – hier vor allem mit der DIVI (Deutsche Interdisziplinäre Vereinigung für Intensiv- und Notfallmedizin) – die rechtlichen Grundlagen für die Frühdefibrillation durch nichtärztliches Personal definiert, die folgende Kernpunkte enthielten:

- Die Defibrillation gilt als ärztliche Maßnahme, die im Rahmen der Notkompetenz an nichtärztliches Personal delegiert werden kann.
- Die Ausübung der Notkompetenz setzt die Notwendigkeit dieser Maßnahme, eine entsprechende Qualifikation des Durchführenden sowie die Tatsache, dass rechtzeitige ärztliche Hilfe nicht verfügbar ist, voraus.
- Die im Rahmen der Notkompetenz durchgeführte Maßnahme ist zur Behandlung einer schweren gesundheitlichen Störung dringend notwendig. Die gesundheitliche Störung kann nicht durch eine weniger eingreifende Maßnahmen abgewendet werden.
- Eine Delegation ärztlicher Maßnahmen auf nichtärztliches Personal kann für den Einzelfall oder auch auf begrenzte Dauer erfolgen. Die Delegation erfordert eine ärztliche Beurteilung, ob sich die Maßnahme, die delegiert werden soll, überhaupt dazu eignet und ob der Mitarbeiter, der sie durchführen soll, die dazu notwendige Qualifikation besitzt. Diese Qualifikation muss dem Arzt gegenüber regelmäßig nachgewiesen werden.
- Der Arzt trägt in diesem Prozess die Anordnungs- und Überwachungsverantwortung, der nichtärztliche Mitarbeiter die Verantwortung für die korrekte Durchführung der Maßnahme.

1.7 Feuerwehr am Halbautomaten?

In der Praxis wurden diese rechtlichen Grundlagen durch eine genau geregelte Ausbildung in der Frühdefibrillation (achtstündige Grundschulung und halbjährliche pflichtmäßige Nachschulungen unter ärztlicher Aufsicht) sowie durch eine Dokumentationspflicht für alle Frühdefibrillationseinsätze umgesetzt. Auch der Qualifikationsnachweis wurde schriftlich dokumentiert. Der gesamte Prozess erlaubte dem geschulten Rettungsassistenten/Rettungssanitäter selbstverständlich nur den Einsatz halbautomatischer Defibrillatoren (AED).

An diesem Punkt war es für die Freiwillige Feuerwehren unumgänglich, sich neu zu orientieren. Es war zwar absehbar, dass es organisatorisch jederzeit möglich und auch seitens der Notärzte wünschenswert wäre, alle Feuerwehrleute in der Frühdefibrillation auszubilden, jedoch blieben noch zwei Fragen unbeantwortet:

- *Ausbildung:* Wie sollte die medizinische Ausbildung der Feuerwehrleute aussehen? Bisher war die Möglichkeit zur Ausbildung in der Frühdefibrillation in München auf Rettungsassistenten/Rettungssanitäter begrenzt worden. Das Gros der Angehörigen der Freiwilligen Feuerwehr hatte aber nur den nach der Feuerwehr-Dienstvorschrift geforderten 32-stündigen Erste-Hilfe-Kurs absolviert.
- *Finanzierung der Ausrüstung:* Vorausgesetzt es könnte gelingen, diese Frage zu lösen, müssten pro Feuerwehr erhebliche Investitionen für die medizinische Ausrüstung getätigt werden, vor allem durch die dann notwendige Anschaffung von mehreren halbautomatischen Defibrillatoren. Waren solche Anschaffungen in den jeweiligen Gemeindeetats der Feuerwehren unterzubringen?

1.8 Erfahrungen aus den USA

Die ausschlaggebende Entscheidungshilfe und Orientierung sollte in diesem Fall aus einem Land kommen, das diesen Prozess schon Jahre zuvor durchlaufen hatte und in dem bereits auf umfangreiche Erfahrungen mit Frühdefibrillation und mit schnellerer Erstversorgung von Notfallpatienten durch Einsatzkräfte außerhalb des Rettungsdienstes zurückgegriffen werden konnte – aus den USA. Um es gleich vorweg zu nehmen: Der US-amerikanische Rettungsdienst erfreut sich zwar hierzulande großer Anerkennung, dennoch warnen viele Skeptiker davor, dessen Arbeitsweise und Einsatztaktiken uneingeschränkt auf den deutschen Rettungsdienst zu übertragen. Diese Ansicht hat sicherlich einiges für sich. Zu berücksichtigen sind die völlig andere Geografie der Vereinigten Staaten, die Organisation des Gesundheitswesen und die Entwicklung, die das in erster Linie auf nichtärztliches Personal gestützte Rettungswesen in den USA genommen hat. „So kann man das bei uns nicht machen!", lautet das am häufigsten geäußerte Gegenargument der Kritiker in unserem Land. Das trifft sicherlich auf einige Fälle zu. Betrachtet man jedoch beispielsweise den Weg, den die Frühdefibrillation von den USA aus durch ganz Europa genommen hat, so liefert sie wohl den besten Beweis, dass manches doch sehr gut übertragbar ist, sofern es – wie in diesem Fall – sinnvoll ist. Mit der Betrachtung der Maßnahme der Frühdefibrillation in den USA kam nun auch erstmals der Begriff „First Responder" in das Bewusstsein der Feuerwehren im Landkreis München.

Im Flächenstaat USA mit seinen großen Distanzen zwischen den Ballungszentren und den ländlichen Gebieten hatte sich der Rettungsdienst schon immer mit dem Problem der örtlich zu langen Hilfsfristen auseinander zu setzen. Es war ein gängiger

Lösungsansatz, sich an vielen Orten auf die jeweiligen, ohnehin vorhandenen Feuerwehren zu stützen. Die Feuerwehren als gesetzlich vorgeschriebene Institutionen des Brand- und Katastrophenschutzes mussten ihre Aktivitäten nicht nach wirtschaftlichen Gesichtspunkten ausrichten, wie es im Gegensatz dazu beim Rettungsdienst der Fall war, welcher in den USA fast ausschließlich von Privatfirmen betrieben wird. Weiterhin verfügten die Feuerwehren von Haus aus über Fahrzeuge, Personal und Alarmierungssystem. Was lag also näher, dieses Potenzial bei entsprechender Vorbereitung in das System der Notfallversorgung einzubinden? Daraus ergab sich für die Feuerwehren folgende Aufgabe:

„Ist absehbar, dass die Versorgung eines Notfallpatienten durch den Rettungsdienst (engl. EMS) nicht innerhalb einer bestimmten Frist erfolgen kann, so setzt die Rettungsleitstelle eine Vorauseinheit der Feuerwehr (first) ein, die die Zeit bis zum Eintreffen des Rettungsdienstes überbrückt und den Notfallpatienten mit lebensrettenden und lebenserhaltenden Sofortmaßnahmen versorgt (respond)."[3]

Diese Definition konnte unverändert für die Beschreibung der Aufgaben der Freiwilligen Feuerwehren Ober- und Unterschleißheims benutzt werden, welche sich diese selbst für solche Fälle (vor dem Rettungsdienst am Einsatzort einzutreffen) gestellt hatten. Der einzige Unterschied lag noch in der Alarmierung: Setzten die Amerikaner die Feuerwehr-Vorauseinheit nach einsatztaktischen Gesichtspunkten des Rettungsdienstes bewusst ein, so wollten die Ober- und Unterschleißheimer Feuerwehren bei der Notfallversorgung nur tätig werden, wenn sie gleichzeitig mit dem Rettungsdienst zur technischen Hilfeleistung alarmiert wurden und vor diesem am Einsatzort eintrafen.

In den USA hatte die First-Responder-Idee schon seit Beginn der 80er Jahre eine sprunghafte Entwicklung genommen. Diese bezog sich nicht nur auf den immer breiteren Einsatz von Feuerwehreinheiten im Rettungsdienst, sondern auch auf die medizinische Ausbildung der Feuerwehrleute, die diesen Dienst ausführten. Die erste Ausgabe des Standardlehrbuchs *Fire Service – First Responder* der *International Fire Service Training Association* in Oklahoma, welches bereits 1987 erschien, umfasste mehr als 300 Seiten und wäre in Deutschland sicherlich als Leitfaden für die Rettungsassistentenausbildung der Zukunft akzeptiert worden, sofern damals bereits eine Definition dafür existiert hätte. So lag es in den USA nur nahe, die ab Mitte der 80er Jahre sich immer stärker durchsetzende Technik der Frühdefibrillation auch den First Respondern zu eröffnen.

Im Februar 1995 – wenige Monate vor Beginn des First-Responder-Pilotprojekts bei den Feuerwehren Ober- und Unterschleißheim sowie Aschheim – erschien im führenden US-amerikanischen Rettungsdienst-Fachmagazin *Journal of Emergency Medical Service* (JEMS) ein Beitrag, der die oben beschriebene Entwicklung auf Basis einer Studie würdigte, die alle US-Bundesstaaten erfasste. Danach standen bereits 1990 1 409 Frühdefi-Programme, die sich auf den Rettungsdienst stützten, 77 gegenüber, die dem First Responder die Frühdefibrillation erlaubten. Der First Responder war darin folgendermaßen beschrieben:

"Ein First Responder ist eine Person, die bei einem medizinischen Notfall sofort eingreift. Der Ausbildungsstand ist eine Stufe unter dem EMT-Basic.[4] *Ein First Responder ist jemand, der aufgrund seiner Qualifikation bei einem Herz-Kreislauf-Stillstand sofort eingreifen kann. Dies sind zum Beispiel Personen mit Aufgaben in der öffentlichen Sicherheit, Feuerwehrleute, Angehörige freiwilliger Sanitätsdienste, Flugzeugbesatzungen oder Personal an Bord öffentlicher Verkehrsmittel. First Responder mit einer erweiterten Ausbildung (Reanimation mit Defibrillation ohne Anwendung von Pharmaka) sind sogenannte First-Responder-Ds (First-Responder-Defibrillation)."*[5]

Diese Beschreibung macht deutlich, wie hoch der Stellenwert der Frühdefibrillation zu diesem Zeitpunkt in den USA bereits war. Der Kreis möglicher First Responder sollte über Feuerwehrleute und Hilfsorganisationen weit hinausgehen und sollte zudem flächendeckend die Frühdefibrillation anbieten können. Diese Entwicklung verlief in Deutschland letztlich genauso, nur erst Jahre später. Seit Ende der 90er Jahre beispielsweise weisen europäische Fluggesellschaften – unter ihnen auch die Lufthansa – ausdrücklich darauf hin, dass ihre Maschinen mit halbautomatischen Defibrillatoren ausgestattet sind und ihr Personal in deren Handhabung ausgebildet wird.

Zurück zum Beitrag in JEMS: 64 Prozent der im Rahmen dieser Studie befragten EMS-Leiter vertraten darin die Ansicht, die Frühdefibrillation habe eine der höchsten Prioritäten im Rettungsdienst. Bereits 1994 hatte die international renommierte *American Heart Association* (AHA) explizit empfohlen, nichtmedizinischem Personal die Anwendung der Frühdefibrillation zu ermöglichen. Ein Jahr später setzte die für den Rettungsdienst zuständige US-Bundesbehörde *Department of Transportation* (DOT) diese Empfehlung bereits um und nahm die Frühdefibrillation ins EMT-Curriculum auf.

Als Wegbereiter für diese Entwicklung fungierte in den USA auch die Medizintechnik: Verbesserte, preisgünstigere und leichter bedienbare halbautomatische Defibrillatoren ermöglichten es, immer mehr Personal – vor allem auch First Responder mit geringerer medizinischer Grundausbildung – an diesen Geräten zu schulen. Ende 1994 gab es daher in den USA schon knapp 600 Frühdefi-Programme, die sich auf First Responder stützten; knapp die Hälfte aller US-Bundesstaaten hatte das Thema „Frühdefibrillation durch First Responder" sogar gesetzlich verankert und immerhin 13 Prozent verpflichteten First Responder außerdem, stets auf ihren Fahrzeugen Halbautomaten (AEDs) vorzuhalten. Das Fazit der im JEMS zitierten Studie lautete schließlich: „Frühdefibrillation muss oberste Priorität erlangen."[6]

1.9 Das US-Modell für den Landkreis München

Die Betrachtung der Situation in den Vereinigten Staaten hatte somit ein eindeutiges Votum für die Einführung der Frühdefibrillation ins Erste-Hilfe-Programm der Feuerwehren ergeben – ein Votum, das zumindest für den Bereich der Berufsfeuerwehr München bereits im Februar 1994 in die Praxis umgesetzt wurde. Jeder Rettungsassistent und Rettungssanitäter der Berufsfeuerwehr erhielt nun diese Ausbildung.

Die Analyse der US-Modelle brachte jedoch eine letztlich viel weiterreichende Konsequenz für die drei Freiwilligen Feuerwehren Aschheim, Ober- und Unterschleißheim mit sich. Aufgrund des Problems der zu langen Hilfsfristen hatten diese sich überhaupt erst mit US-amerikanischen Ansätzen in der Notfallversorgung und der Frühdefibrillation befasst. Dadurch ergab sich nun ein gewissermaßen ganzheitlicher Lösungsvorschlag, der eine generelle Verkürzung des therapiefreien Intervalls bei Notfallpatienten durch Verkürzung der Hilfsfrist – über den Einsatz örtlicher Feuerwehren (als Vorauseinheiten zur Erstversorgung von Notfallpatienten) bis zum Eintreffen des Rettungsdienstes – beinhaltete.

Auf den nördlichen Landkreis München übertragen, so die Überlegung weiter, könnte dieses Modell von seiner Grundkonzeption her das Problem der zu langen Hilfsfristen generell lösen. Dies würde aber zwingend voraussetzen, mit den Bemühungen der Feuerwehren zur schnelleren Versorgung von Unfallpatienten noch einen deutlichen Schritt über das zuerst gesteckte Ziel hinauszugehen, nämlich hin zum prinzipiellen Einsatz der Feuerwehr-Vorauseinheiten bei allen medizinischen Notfällen lebensbedrohlicher Art. Dieses Konzept würde wiederum eine Reihe von Fragen aufwerfen:

- Die Freiwillige Feuerwehr als nicht originär zum Rettungsdienst gehörende Organisation würde mit diesem Schritt ihren angestammten Arbeitsbereich von Brand-, Katastrophenschutz und technischer Hilfeleistung verlassen.
- In einem solchen Fall wäre es gänzlich ungeklärt, ob dieser Schritt rechtlich und organisatorisch unternommen werden könnte und ob ihn die Institutionen des Rettungsdienstes akzeptieren würden.
- Zudem wären zahlreiche technische Probleme der Ausbildung, Ausrüstung (vor allem mit Blick auf die Frühdefibrillation), Alarmierung, Einsatzorganisation und Einsatztaktik zu lösen, die in ihrer Tragweite noch nicht ganz zu übersehen seien.

Diesen Überlegungen standen klare Argumente gegenüber, ein First-Responder-Modell nach amerikanischem Vorbild im nördlichen Landkreis zu etablieren und sinnvoll zu betreiben:

- Ein weiterer struktureller Ausbau des Rettungsdienstes dieser Region für eine dauerhafte Lösung des Problems der mitunter zu langen Hilfsfristen stand nicht zur Debatte.
- Dauerhafte Lösungen versprach nur das Prinzip von vor Ort stationierten Vorauseinheiten zur primären Erstversorgung von Notfallpatienten.
- Da die Freiwilligen Feuerwehren bereits Grundprinzipien des First-Responder-Konzepts verfolgten, bräuchte der Aufbau eines solchen Modells nicht vom Nullpunkt aus zu erfolgen. Darüber hinaus könnte die benachbarte Berufsfeuerwehr unterstützend tätig werden.

Die alles entscheidende Frage war somit: Ist das First-Responder-Modell auf die örtlichen Gegebenheiten und Organisationen übertragbar?

1.10 Zusammenfassung

- Vor allem im ländlichen Bereich mit geringerer Rettungsdienstdichte können während Spitzenauslastungszeiten im Rettungsdienst zu lange Hilfsfristen auftreten.
- Für lebensbedrohlich erkrankte oder verunfallte Notfallpatienten bedeutet die mit diesem Umstand verbundene Verlängerung des therapiefreien Intervalls eine klare Verringerung ihrer Überlebenschancen.
- Ein entsprechender Ausbau des Rettungsdienstes mit dem Ziel diesem Problem zu begegnen, erscheint schon aus finanziellen Gründen nur in begrenztem Umfang realistisch.
- Bei Auslastung des Rettungsdienstes kann die First-Responder-Einheit auch in Ballungsgebieten das therapiefreie Intervall verkürzen.
- Das First-Responder-Prinzip erscheint als geeigneter Lösungsansatz.
- Der schwerwiegendste internistische Notfall oder der plötzliche Herztod erfordert das allerschnellste zielgerichtete Eingreifen mit der Soforthilfe der Frühdefibrillation. Die First Responder dazu nicht zu befähigen würde bedeuten, den durch ihren Einsatz verbundenen Zeitvorteil wieder zu verschenken.
- Feuerwehreinheiten verfügen von Haus aus über die geeigneten einsatztaktischen Voraussetzungen, Ressourcen und Strukturen für den First-Responder-Dienst. Ob sie diesen dann durchführen können, muss allerdings von Fall zu Fall differenziert beurteilt und geklärt werden.

Anmerkungen:
1. Felbinger ThW, Epidemiologie, S 6. In: Arbeitskreis Notfallmedizin und Rettungsdienst (1994) Frühdefibrillation – Anwendermanual
2. ebd.
3. Fire Service – First Responder, International Fire Service Training Association, published by Fire Protection Publications, Oklahoma State University, 1st Edition, 1987
4. EMT-Basic: EMT bedeutet *Emergency Medical Technician*. Basic bezeichnet den Ausbildungsstand, der mit dem deutschen Rettungsdiensthelfer vergleichbar ist. Eine Stufe darunter würde also in etwa der deutschen Sanitätsausbildung entsprechen.
5. *Journal of Emergency Medical Service* (JEMS), Februar 1995; Frühdefibrillation – Der letzte Stand, v. Mary Newman, übers. v. Thomas Paul
6. ebd.

2 Initiative für den Notfall: das Pilotprojekt

Prinzipiell ist der Grundgedanke des First-Responder-Konzepts unabhängig von der Feuerwehr zu sehen. In den USA hat die Tatsache, dass sich der First-Responder-Dienst in aller Regel auf die örtlichen Feuerwehren stützt, vor allem historische Ursachen. Hilfsorganisationen wie hierzulande das Rote Kreuz, die Malteser, Johanniter oder der Arbeiter-Samariter-Bund sind in den USA bei weitem nicht so verbreitet. Sie sind – abgesehen vom Roten Kreuz – sogar teilweise unbekannt und nehmen in Bezug auf den Rettungs- und Sanitätsdienst eine gänzlich andere Rolle ein als in Deutschland. Der Rettungsdienst in den USA wird meist ohnehin von den jeweiligen kommunalen *Fire Departments* oder von Privatfirmen betrieben, die in ihrem Zuständigkeitsbereich dann auch Großveranstaltungen betreuen. Örtliche Zusammenschlüsse von Hilfsorganisationen mit einem bestimmten Potenzial von Sanitäts- und Rettungsdienstpersonal in ihren Reihen sind deshalb naturgemäß sehr selten, wohingegen in Deutschland davon ausgegangen werden kann, dass solche Gemeinschaften annähernd in jeder Kleinstadt oder größeren Gemeinde bestehen. So ist in den USA die Feuerwehr die einzige örtliche Hilfs- und Rettungsorganisation, die praktisch überall vertreten ist.

Noch einen ganz anderen Hintergrund hat das hohe Engagement der US-Feuerwehren im Rettungsdienst: Aufgrund der in der gesamten westlichen Welt über Jahrzehnte hinweg betriebenen kontinuierlichen Verbesserung des Brandschutzes gehen die Einsatzzahlen im ursprünglichen Hauptaufgabengebiet der Feuerwehren ständig zurück. Dieser Trend ist – wie bereits angedeutet – auch in Europa unverkennbar, so dass heute schon der Löwenanteil der Feuerwehreinsätze auf dem Gebiet der technischen Hilfeleistungen aller Art liegt. Die Feuerwehren selbst standen dieser Entwicklung – sowohl in Deutschland als auch in den USA – niemals tatenlos gegenüber, sondern begegneten ihr mit dem Ausbau von Kompetenzen auf den Gebieten (von der Höhen- bis zur Tauchrettung), die aus dem allgemeinem Aufgabenspektrum des Brand- und Katastrophenschutzes abgeleitet werden konnten. Die Feuerwehren suchten also offensiv neue Herausforderungen, um ihrer Arbeit auch in einer sich stets wandelnden Umwelt einen konkreten Sinn zu geben und natürlich auch, um ihren Besitzstand aus der Vergangenheit bewahren zu können. Dabei ist Letzteres als ein Argument zu bewerten, das sicherlich richtig ist, aber genauso sicher nicht als primäre Motivation angesehen werden kann.

Für die Freiwilligen Feuerwehren Ober- und Unterschleißheim sowie Aschheim tat sich dieses Spannungsfeld zu dem Zeitpunkt auf, als sie beschlossen, die Voraussetzungen für die Etablierung von First-Responder-Modellen in ihren Gemeinden zu klären. Angesichts der Tatsache, dass in Ober- und Unterschleißheim starke Rotkreuzgemeinschaften mit rettungsdienstlich ausgebildeten und erfahrenen Mitarbeitern bestanden, konnten sich die Feuerwehren leicht dem Vorwurf ausgesetzt sehen, eine Art Konkurrenzbetrieb zu etablieren, um ihre eigene Machtposition zu stärken und vor dem Hintergrund eventuell sinkender Einsatzzahlen Aufgabengebiete zu okkupieren, die eigentlich anderen Organisationen vorbehalten waren. Besonders in Bayern, wo das Bayerische Rote Kreuz (BRK) als beherrschende Rettungsorganisation so gut wie alle Rettungsdienstbereiche dominiert und mit dem Konzept „Helfer vor Ort", über das noch zu berichten sein wird, gut durchdachte und funktionierende eigene Lösungsansätze verfolgte, drohte diese Debatte leicht zum Politikum zu werden.

Speziell im Falle Münchens war das Verhältnis zwischen Bayerischem Roten Kreuz und Feuerwehr ohnehin nicht spannungsfrei, nachdem die Landeshauptstadt München am 01.03.1994 dem Roten Kreuz auf dem Rechtsweg die Zuständigkeit für die Münchener Rettungsleitstelle hatte entziehen und auf die Berufsfeuerwehr übertragen lassen. Für das BRK war diese Neuregelung mit einem besonderen Prestigeverlust verbunden, fungierte es doch zuvor als Betreiber aller 26 bayerischen Leitstellen. Um diesen Konflikt nicht von vornherein zu verschärfen, entschloss man sich bei den genannten Feuerwehren deshalb sehr früh, die First-Responder-Modelle von Anfang an für eine Beteiligung der örtlichen Hilfsorganisationen offen zu halten, auch wenn die Zusammenarbeit noch nicht definiert wurde. Auf jeden Fall funktionierte diese Kooperation später in der Praxis und liefert heute sogar ein gutes Beispiel für organisationsübergreifende Zusammenarbeit in einem modernen Rettungswesen.

Dennoch gab es in den Augen der Feuerwehren gute Gründe, die First-Responder-Modelle auf ihren Organisationen zu begründen und ihre Vorteile gegenüber den örtlichen Hilfsorganisationen auszuspielen:

- In Ober- und Unterschleißheim waren Hilfsorganisationen beheimatet und in Aschheim nicht, so dass hier ohnehin auf die Feuerwehr hätte zurückgegriffen werden müssen.
- Die Feuerwehren waren personell jeweils mindestens doppelt so stark wie ihre Pendants bei den Hilfsorganisationen. Ein neuer Dienst konnte somit von Haus aus auf viele Schultern verteilt werden.
- Die Feuerwehren verfügten von Haus aus über eigene Gebäude, einen umfangreichen Fuhrpark und eigene Kommunikationsmittel, die Hilfsorganisationen im vorliegenden Fall hingegen nur zum Teil.
- Die Mitarbeiter der Feuerwehr lebten in aller Regel im Bereich ihrer Gemeinde. Im Notfall war ein schneller Zugriff auf das Personal möglich. Ein weiterer Vorteil war die hohe Ortskenntnis. Die Mitglieder von Hilfsorganisationen hingegen stammten meist nicht aus den Orten, an denen sie sich einer Gemeinschaft angeschlossen hatten.
- Sowohl die Feuerwehren Ober- und Unterschleißheim als auch die Feuerwehr Aschheim verfügten über hauptamtliche Gerätewarte, de facto berufsmäßige Feuerwehrleute. Diese konnten – vorausgesetzt sie waren für eine Tätigkeit als First Responder zu gewinnen – eine 24-stündige Alarmsicherheit nach amerikanischem Vorbild sowie eine konsequente Ausnutzung des Zeitvorteils auch tagsüber garantieren, da sie sich stets in der Feuerwache ihrer Gemeinde aufhielten.

Gerade der letztgenannte Aspekt – Alarmsicherheit und kurze Ausrückzeit rund um die Uhr – wird heute als eines der entscheidenden Qualitätsmerkmale von First Respondern angesehen und ist in dieser Form wohl im Idealfall ausschließlich über die Einbindung einer Feuerwehr mit hauptamtlichen Gerätewarten zu erzielen.

2.1 Skepsis und Befürchtungen

Der fachlich gut untermauerte Entschluss stand damit fest: Wenn das Pilotprojekt First Responder im nördlichen Landkreis München unternommen werden sollte, dann wollten es auch diejenigen selbst durchführen, die auf diesem Gebiet und in dieser Region die Initiative überhaupt erst ergriffen hatten – die drei Freiwilligen Feuerwehren Oberschleißheim, Unterschleißheim und Aschheim. Mit dieser eindeutigen Haltung sollte sich aber auf keinen Fall ein absoluter Vertretungsanspruch der Feuerwehr verbinden. Gelten sollte vielmehr ein Grundsatz, der bis heute allgemein gültigen Charakter besitzt und der sich so zusammenfassen lässt:

„Soll an einem Ort ein First-Responder-Dienst ins Leben gerufen werden, so soll die Organisation am Ort diesen Dienst durchführen, die sich freiwillig dazu bereit erklärt und die die besten Voraussetzungen in organisatorischer und fachlicher Hinsicht mitbringt."

Dieses Prinzip fand durchaus auch in der Feuerwehr selbst Anwendung. So wurde sowohl innerhalb der jeweiligen Wehr als auch im Kreis der insgesamt 45 Freiwilligen Feuerwehren (plus fünf Werksfeuerwehren und zwei Betriebsfeuerwehren macht insgesamt 52 Feuerwehren) des Landkreises Münchens stets der Grundsatz der Freiwilligkeit beachtet.

Dies war auch notwendig, denn mit dem Einstieg in das First-Responder-Wesen verbanden sich auch Skepsis und Befürchtungen sowohl beim einzelnen Feuerwehrmann als auch bei ganzen Feuerwehren:

- Bedenken, die Feuerwehr könnte ihren angestammten Aufgabenbereich zu stark verlassen und damit langfristig vernachlässigen
- Bedenken, die zwischen den Hilfs- und Rettungsorganisationen abgegrenzten Aufgabenbereiche könnten aufgelöst werden und damit auch die Grenzen zwischen den Organisationen
- die Auffassung, die Feuerwehr befände sich mit dieser Erweiterung ihres Aktivitätenspektrums in einem fremden Gebiet
- Befürchtungen, der Einstieg in den First-Responder-Dienst könne – ohne Rücksicht auf Eignung und Neigung der jeweiligen Feuerwehren – eines Tages zur Pflicht werden
- Befürchtungen, der First-Responder-Dienst könne den Einzelnen überfordern und damit viele „altgediente" Feuerwehrleute ausschließen, was in der Folge eventuell zu einer Separierung und fragwürdigen Elite-Bildung bei den First-Responder-Gruppen führen würde
- die Gefahr der Überlastung der Feuerwehren durch eine nicht einmal einzuschätzende Zahl von zusätzlichen Einsätzen.

Sind einige dieser Befürchtungen nun letztlich eingetroffen? Diese Frage soll erst im weiteren Verlauf dieses Buches ausführlich beantwortet werden.[1] Auf eines sei jedoch bereits hier hingewiesen: Pauschal realisiert haben sich diese Bedenken nicht; ob sie jedoch örtlich zu Verwerfungen geführt haben, kann nicht ausgeschlossen werden. Zu einer Gegensteuerung kann kein Patentrezept gegeben werden. Ob Negativentwicklungen eintreten können, hängt – wie so oft – auch beim First-Responder-Wesen maßgeblich von den agierenden Personen ab.

Die planerische Bestandsaufnahme in Ober- und Unterschleißheim sowie in Aschheim ergab jedenfalls, dass die vorhandenen Ressourcen, vor allem eine ausreichende Zahl von Freiwilligen, zur Verfügung standen, um das Pilotprojekt First Responder auf solide Grundlagen stellen zu können. Mit dieser Statistik war eine der wesentlichsten Voraussetzungen relativ schnell geklärt. Ungleich komplizierter zu klären sollten hingegen die Fragen zu organisatorischen und rechtlichen Rahmenbedingungen sein:

- Der Einsatz von Feuerwehrleuten als First Responder für medizinische Notfälle unter Einbeziehung der Frühdefibrillation erforderte eine spezifische medizinische Ausbildung, deren Standard ärztlicherseits festgelegt werden musste. Wie sollte dieser Standard aussehen und wie sollte die dazu notwendige Ausbildung organisiert werden, die ja nicht in den Ausbildungsprogrammen der Feuerwehr enthalten war?
- Um effektiv nach den Grundsätzen ihrer Ausbildung arbeiten zu können, benötigten die First Responder spezielle notfallmedizinische Ausrüstungen, z.B. mehrere halbautomatische Defibrillatoren (AEDs) mit einem durchschnittlichen Stückpreis von wenigstens 12 000,– DM. Umfangreiche Beschaffungen waren also notwendig. Konnten diese wiederum aus den jeweiligen kommunalen Feuerwehretats bestritten werden oder mussten zusätzliche Finanzmittel bereitgestellt werden? Wenn ja, wo sollten diese Gelder herkommen und gab es Möglichkeiten einer Refinanzierung? Zu Zeiten rückläufiger öffentlicher Haushalte war der letztgenannte Punkt nicht wegzulassen.
- Keine Feuerwehr steht für sich allein, sondern fügt sich in eine landesweit straff geführte Organisation unter staatlicher Aufsicht. Sowohl übergeordnete Feuerwehr-Gliederungen als auch staatliche Aufsichtsbehörden hatten also ihre Zustimmungen zu diesem Pilotprojekt zu geben und dabei vor allem zu klären, ob der First-Responder-Dienst als Feuerwehraufgabe definiert werden konnte und ob die Dienst habenden Feuerwehrleute dabei automatisch dem Versicherungsschutz ihrer Organisation unterlagen.
- Analog dazu war eine Zustimmung der Träger und Aufsichtsbehörden des Rettungsdienstes und vor allem der Rettungsleitstelle München notwendig, die schließlich die First Responder einsetzen sollte, um das Pilotprojekt überhaupt erst mit Leben zu erfüllen. Mangelnde Akzeptanz vonseiten der Rettungsleitstelle hätte das gesamte Projekt von vornherein zum Scheitern verurteilt.
- Ein Alarmierungsweg war zusammen mit der Rettungsleitstelle, die den Einsatz des First Responders in technischer Hinsicht problemlos gewährleistete, auszuarbeiten. Noch entscheidender war die Klärung der Frage: In welchen Fällen und wie sollte der First Responder eingesetzt werden?
- Wie sollte die konkrete Zusammenarbeit mit dem Rettungsdienst und den darin tätigen Organisationen aussehen? Mit Konfliktfeldern und Spannungen war zu rechnen, denn vergleichbare Bedenken, wie sie innerhalb der Feuerwehr

laut geworden waren, konnten genauso gut unter umgekehrten Vorzeichen aus Sicht einer Hilfsorganisation formuliert werden.
- Würde die Bevölkerung den örtlichen Feuerwehrmann als Ersthelfer bei medizinischen Notfällen akzeptieren?

2.2 Sicher nur mit Versicherung

Die Klärung der versicherungsrechtlichen Fragen war bald Mittelpunkt dieses Problemkatalogs, denn mit ihnen stand und fiel das gesamte Pilotprojekt. Ohne ausreichenden Versicherungsschutz war kein Feuerwehrmann – weder als Brandschützer noch als First Responder – in irgendeinen Einsatz zu schicken. Gleichermaßen würde sich keine Behörde oder Organisation, mit denen im Rahmen des First-Responder-Projekts in Dialog zu treten war, ernsthaft mit diesem Vorhaben auseinander setzen, wenn es allein schon wegen versicherungsrechtlicher Probleme auf wackligen Beinen stand. Sollte es sich außerdem als notwendig erweisen, den Versicherungsschutz für die Feuerwehrleute über das übliche Maß hinaus auszuweiten, dann konnte allein schon das Argument der hieraus entstehenden Kosten das Projekt kippen, bevor es überhaupt begonnen hatte. Diese Überlegungen erwiesen sich glücklicherweise für das First-Responder-Projekt als irrelevant. Auf Anfrage zu der Versicherungsproblematik teilte der für die Freiwilligen Feuerwehren zuständige Bayerische Gemeindeunfallversicherungsverband kurz mit:

„Die Mitglieder der Freiwilligen Feuerwehr sind bei allen Tätigkeiten gesetzlich unfallversichert, zu denen sie im Rahmen des Feuerwehrdienstes herangezogen werden. Dementsprechend besteht Versicherungsschutz auch bei Tätigkeiten im Rahmen des Rettungsdienstes."[2]

Traf der Nachsatz dieses Bescheids vom Januar 1994 auch nicht ganz den Charakter des Projekts (denn First Responder sollten ergänzend zum und nicht gleichberechtigt neben dem RD tätig werden), so räumte er doch alle grundsätzlichen versicherungsrechtlichen Bedenken von vornherein aus, indem er dem einfachen Grundsatz folgte, dass im Rahmen des Feuerwehrdienstes durchaus nicht alles untersagt sein müsse, was nicht explizit vorgeschrieben sei. Interessant ist, dass der Versicherungsverband praktisch zu diesem Zeitpunkt unabhängig vom First-Responder-Pilotprojekt zu derselben Fragestellung beziehen musste, und zwar für eine Freiwillige Feuerwehr in einem anderen Teil des Landkreises München. Diese hatte ein dem First-Responder-Modell vergleichbares Konzept unter der Bezeichnung „Erste-Hilfe-Trupps" auf der Basis der Feuerwehr realisieren wollen. Die Stellungnahme lautete:

„… mit dem Modellprojekt Erste-Hilfe-Trupps soll einem Problem begegnet werden, das sich in einem Flächenstaat wie Bayern bei akut lebensbedrohlichen Notfallsituationen aufgrund entfernungsbedingt längerer Anfahrtszeiten der Rettungsmittel zum Notfallort ergibt. Allgemeines Ziel dieses Projektes ist, in diesen Fällen das sogenannte therapiefreie Intervall bis zum Eintreffen

des ersten Rettungsmittels und dem Einleiten wirksamer Hilfsmaßnahmen zu überbrücken: Hierzu sollen sich kommunale Feuerwehrträger an dem Modellprojekt beteiligen und mit besonders ausgebildeten Feuerwehrkräften innerhalb ihres Gemeindegebiets spezielle Erste Hilfe leisten. Ihrer (gemeint ist die anfragende Feuerwehr, Anm. d. Verf.) Information zufolge steht das Bayerische Staatsministerium des Innern dem geplanten Vorhaben zur Verbesserung der medizinischen Notfallversorgung für die Bevölkerung sehr aufgeschlossen gegenüber. Seinerseits bestehen keine Einwendungen hinsichtlich einer Übernahme der in Rede stehenden Aufgabe durch kommunale Feuerwehrträger auf freiwilliger Basis."[3]

Diese Stellungnahme unterstrich grundsätzlich die Rechtsposition des Gemeindeunfallversicherungsverbandes und lenkte zugleich die Aufmerksamkeit auf die Haltung der ausschlaggebenden obersten Aufsichtsbehörde der Feuerwehren in Bayern.

Es ist wichtig zu betonen, dass die beschriebene ministerielle Haltung unverändert gegenüber den First-Responder-Aktivitäten im nördlichen Landkreis München eingenommen und durch schriftliche Stellungnahmen dokumentiert wurde. Diese von Beginn an aufgeschlossene Einstellung einer obersten staatlichen Behörde schuf für Landkreis, Gemeinden und Feuerwehren eine klare Entscheidungsgrundlage und sorgte für starke Rückendeckung, ohne die das Projekt mit Sicherheit nicht hätte so reibungslos ablaufen können. Gleichwohl unterzog das Innenministerium (es ist in Bayern außerdem die oberste Aufsichtsbehörde für den Rettungsdienst) die Gesamtsituation einer kritischen Analyse, welche die Ursachen der First-Responder-Aktivitäten sowie mit ihnen verwandte Projekte mit einschließt. Am besten wiedergegeben ist diese in einer Rede des Staatssekretärs Hermann Regensburger vom Juni 1998:

"Grundsätzlich können solche Einrichtungen organisierter Erster Hilfe bei sorgfältiger Organisation und verantwortungsbewußter Durchführung den gut ausgebauten öffentlichen Rettungsdienst in Bayern sinnvoll ergänzen und insbesondere einen Beitrag zur Verkürzung des sogenannten therapiefreien Intervalls zwischen Alarmierung und Eintreffen des Rettungsdienstes und damit zur Lebensrettung Betroffener leisten..."[4]

Er unterstrich damit die Sinnhaftigkeit solcher Aktivitäten und ebenso die Notwendigkeit, dabei verantwortungsbewusst zu arbeiten. Das heißt also: Wenn „Einrichtungen organisierter Erster Hilfe" ihre Arbeit aufnehmen, dann müssen sie sich auch entsprechend darauf vorbereiten und dem eigenen Anspruch gerecht werden. Der Staatssekretär warnte auch davor, die örtlich organisierte Hilfe als Ersatz zu betrachten:

„Wird in einem Bereich regelmäßig die Hilfsfrist überschritten, ist keine Indikation für die Einrichtung eines Systems organisierter Erster Hilfe wie der First Responder gegeben, sondern dafür, dass der Rettungszweckverband zu prüfen hat, ob er seiner Sicherstellungsverpflichtung für die Notfallrettung genügt und wie gegebenenfalls eine ungenügende Vorhaltung durch zusätzliche Rettungsmittel zu ergänzen ist."[5]

2.3 Keine Pflichtaufgabe

Auch die Position der Feuerwehren wird eindeutig definiert:

> *„... noch handelt es sich um eine gemeindliche Pflichtaufgabe nach dem Bayerischen Feuerwehrgesetz. Die Feuerwehren werden vielmehr freiwillig tätig, das heißt, Gemeinden und Feuerwehren müssen einvernehmlich entscheiden, ob und in welchem Umfang First-Responder-Aufgaben wahrgenommen werden sollen. Für die Tätigkeit als First Responder besteht – wie bei allen freiwilligen Aufgaben – auch kein Freistellungsanspruch gegenüber dem Arbeitgeber."*[6]

Das bedeutet gewissermaßen, dass keine Feuerwehr gezwungen werden kann, in einen solchen Dienst einzutreten; es gibt aber gleichzeitig keinen Grund, ihr die First-Responder-Tätigkeit zu verwehren, wenn sie sich dazu entschließt. Dies ist eine bemerkenswerte Übereinstimmung mit der Auffassung der Begründer des Pilotprojekts. Aber – und das mag für First-Responder-begeisterte Feuerwehren vielleicht ein Wermutstropfen gewesen sein – aus der Übernahme dieser freiwilligen Aufgabe erwuchsen auch keine automatischen Ansprüche auf z.B. Freistellung oder, wie es im Folgenden hieß, auf „... Fahrzeuge und Geräte, die nicht zur Erfüllung der Pflichtaufgaben, sondern ausschließlich für die First-Responder-Tätigkeit benötigt werden".[7]

Auf den ersten Blick mag diese damals getätigte Aussage von manchen Feuerwehren als ein Rückschlag ihrer Bemühungen aufgefasst worden sein, auf den zweiten Blick zeigte sie aber auch Möglichkeiten auf. So erlaubte die Position durchaus, Ausrüstungen für First Responder aus dem normalen kommunalen Feuerwehr-Etat zu decken, wenn dieser von der jeweiligen Gemeinde entsprechend ausgestattet werden konnte. Die einzige Bedingung dafür war, dass die Mittel für die Erfüllung der Pflichtaufgaben dadurch nicht reduziert werden durften. In der Zukunft sollte sich dieser Weg für die Feuerwehren Ober-, Unterschleißheim und Aschheim als gangbar erweisen, zumal er durch das Engagement von Sponsoren noch erleichtert wurde: So stellte ein örtliches Autohaus in einem Fall zwei Einsatz-Pkws, in einem anderen Fall ein Medizingerätehersteller die erforderlichen halbautomatischen Defibrillatoren (AEDs) zu günstigsten Konditionen zur Verfügung.

Die Rechtsposition, die das bayerische Innenministerium erstmals im April 1994 formulierte und deren Zusammenfassung vom Staatssekretär Regensburger annähernd unverändert 1996 veröffentlicht wurde, schuf eine solide Grundlage für alle Entscheidungsträger unterhalb der ministeriellen Ebene. So stellte die Kreisbrandinspektion München in ihrem Abschlussbericht zum First-Responder-Pilotprojekt fest:

> *„Im Landkreis München gab es Ende 1993 bzw. Anfang 1994 verschiedene Initiativen, dieses System auch bei uns einzuführen. Die Kreisbrandinspektion München (zuständig für die Freiwilligen Feuerwehren im Landkreis München, Anm. d. Verf.) wurde insbesondere bei der Kommandantenversammlung im November 1993 damit konfrontiert, da die Initiativen einzelner Feuerwehren unkoordiniert und ohne Absprache mit der Kreisbrandinspektion durchgeführt wurden. Handlungsbedarf war gegeben."*[8]

Gerade im letzten Satz dokumentiert sich eine Grundhaltung der Kreisbrandinspektion, die schon zu diesem frühen Zeitpunkt zumindest Aufgeschlossenheit ausdrückte. Ausdruck der darauf folgenden Handlungen war eine Reihe von Vorgesprächen zwischen Kreisbrandinspektion und den Feuerwehren hinsichtlich der First-Responder-Ideen, die – trotz aller Aufgeschlossenheit – immer an dem Punkt der Rechtsgrundlage scheiterten. Auf Anregung der Kreisbrandinspektion startete das Landratsamt München als zuständige kommunale Aufsichtsbehörde schließlich im November 1993 die entsprechende Anfrage an das bayerische Innenministerium. Diese wurde über die Bezirksregierung von Oberbayern im April 1994 umfassend und zweifelsfrei beantwortet. Damit wurden landesweit eine Basis und Leitlinie zugleich für alle künftigen First-Responder-Modelle auf Grundlage der Feuerwehr geschaffen. Außerdem empfahl das Ministerium dringend, vor Beginn solcher Projekte die versicherungsrechtlichen Fragen zu klären, was ja – wie schon erwähnt – bereits parallel dazu erfolgt war.

2.4 Teilnahmebedingungen

Diese Antwort ermöglichte auf Landkreisebene die Zustimmung des Landkreises selbst, ebenso die der betreffenden Gemeinden und die der Kreisbrandinspektion. Sie erfolgte im August 1994. Es wurden in diesem Zusammenhang auch gleich die Rahmenbedingungen und die Mindestanforderungen definiert, unter denen die First-Responder-Arbeit ablaufen sollte:

- Die Kreisbrandinspektion nahm von Anfang an eine aktive Rolle ein, indem sich ihr Leiter, der Kreisbrandrat, als Projektleiter zur Verfügung stellte. Dies ermöglichte die Steuerung der First-Responder-Aktivitäten, gewährleistete deren permanente Einbindung in den Feuerwehrdienst und verlieh ihnen zugleich größeres Gewicht, als wenn sich nur die jeweilige Ortsfeuerwehr dahinter gestellt hätte.
- Der First-Responder-Dienst sollte, wie vom Ministerium empfohlen, zunächst – als ein auf ein Jahr begrenztes Pilotprojekt – auf seine organisatorische Machbarkeit, Sinnhaftigkeit und medizinische Effizienz untersucht werden. Diese Absicht setzte eine von Anfang an exakte Dokumentation voraus und schuf den großen Vorteil, alle später getätigten Aussagen zu diesem First-Responder-Modell jederzeit wissenschaftlich und statistisch belegen zu können. Erst nach Auswertung des Pilotprojekts sollte über eine eventuelle Fortführung der First-Responder-Aktivitäten entschieden werden. Somit ging die Feuerwehr keine Verpflichtung ein, deren Tragweite sie nicht von vornherein hätte absehen können.
- First Responder wurde klar vom Rettungsdienst abgegrenzt: „Unser Ziel war und ist es nicht, ersatzweise für den Rettungsdienst tätig zu werden oder zusätzliche Aufgaben des Rettungsdienstes zu übernehmen. Mit First Responder soll lediglich eine Versorgungsbrücke geschlossen werden, die bei Notfällen in unserem Land offensichtlich noch besteht."[9]

Gleichermaßen wurden in diesem Beschluss die Teilnahmebedingungen für die Feuerwehren festgelegt. Das Landratsamt München hatte nach Eingang der Stellungnahme des bayerischen Innenministeriums die Feuerwehreinsatzzentrale des Landkreises für die Alarmierung der Feuerwehr-First-Responder nebst allen Alarm- und Kommunikationseinrichtungen zur Verfügung gestellt, diese Zustimmung aber von Fall zu Fall an Bedingungen geknüpft. Letztere leiten sich aus den Anforderungen her, die die Branddirektion München als Betreiber der Integrierten Rettungsleitstelle München an eine First-Responder-Einheit gestellt hatte. Die Branddirektion hatte schließlich die First Responder über ihre Rettungsleitstelle im Bedarfsfall einzusetzen und trug schon deshalb Verantwortung für Eignung, Qualifikation und Funktionieren der First Responder. So hatten der Kommandant einer jeden Feuerwehr im First-Responder-Einsatz und der Bürgermeister der Gemeinde, aus der die Feuerwehr kam, mit ihren Unterschriften zu garantieren, dass folgende Voraussetzungen erfüllt sind:

- Mindestens zehn aktive Mitglieder sind in erweiterter Erster Hilfe ausgebildet und werden regelmäßig fortgebildet.
- Die Ausbildung umfasst mindestens 72 Stunden.
- Bestandteile der Aus- und Fortbildung sind insbesondere die Herz-Lungen-Wiederbelebung sowie die Bedienung des vorgehaltenen medizintechnischen Geräts.
- Die Alarmierbarkeit der Erste-Hilfe-Einheit ist sichergestellt; die Einsatzzentrale des Landkreises ist über den Alarmierungsweg informiert.
- An medizinisch-technischer Ausstattung sind mindestens eine Sauerstoff-Beatmungseinheit, eine Absaugpumpe und Verbandmaterial vorhanden.[10]

Darüber hinaus bekräftigen beide Parteien, mit ihrer Unterzeichnung folgende Bestimmungen und Grundsätze zu beachten:

„Die Branddirektion München wird als Träger der Rettungsleitstelle freigestellt von allen Ansprüchen, die aus dem Handeln, Dulden oder Unterlassen der alarmierten Einheiten erwachsen können. Ebenso werden eventuell entstehende Ansprüche auf Lohnfortzahlung und sonstige Erstattungsansprüche von der Gemeinde getragen. (...) Die eingesetzten Erste-Hilfe-Einheiten sind kein Ersatz für den Rettungsdienst, sondern eine Ergänzung zu diesem."[11]

Mit diesen Zusatzbestimmungen wurden zwei Dinge offiziell festgeschrieben: zum einen die Abgrenzung zum Rettungsdienst, zum anderen die Tatsache, dass die Zuständigkeiten der Ortsfeuerwehr bzw. ihrer Kommune auch bei den First-Responder-Diensten bestehen blieben. Das bedeutet, dass auch im First-Responder-Dienst die Feuerwehr eine Feuerwehr bleiben soll und mit ihrer First-Responder-Einheit nicht gesondert betrachtet wird. Dies war ein wesentlicher Aspekt für die weitere Entwicklung von First-Responder-Konzepten auf Basis von Feuerwehren. Auch die Eigenverantwortung der Wehren wurde darin betont: Sie selbst mussten nachprüfbar sicherstellen, dass Personal, Ausbildung, Ausrüstung und Alarmierbarkeit einem einheitlich definierten Standard entsprachen. Mit diesem ersten Ansatz zur Ausarbeitung von Qualitätsmerkmalen konnte die Frage „Was macht einen First Responder aus?" allgemein gültig beantwortet werden. Die Formulierungen in Bezug auf Ausbildung und regelmäßige Fortbildung sowie auf die „Bedienung des vorgehaltenen medizintechnischen Gerätes" zielten wiederum klar auf den Einsatz der Frühdefibrillation ab, deren Einsatz aus notfallmedizinischer Sicht im Rettungsdienstbereich München ohnehin als unumstritten galt.

Dieses Anforderungsprofil der Rettungsleitstelle München arbeitete die Kreisbrandinspektion in vollem Umfang in ihre „Teilnahmebedingungen" für den First-Responder-Dienst ein, die im August 1994 allen Freiwilligen Feuerwehren des Landkreises München zugestellt wurden. Der Beginn des Pilotprojekts wurde gleich auf den 01. September 1994 mit Laufzeit bis zum 01. September 1995 festgelegt. Vor Einstieg in dieses Pilotprojekt hatte jede Feuerwehr der Kreisbrandinspektion einen Bericht vorzulegen, der genaue Aussagen zu Personalstand, Qualifikation, notfallmedizinische Ausrüstung (Defibrillatoren waren hier bereits ausdrücklich genannt), zu Fahrzeugen und zum beabsichtigten Einsatzkonzept zu machen hatte. Die Dokumentation aller Einsätze und Abgabe eines Abschlussberichts nach dem Ende des Pilotprojektes waren ebenfalls obligatorisch.

Ein Punkt stand jedoch nicht zur Debatte: der Weg der Alarmierung. Aus der Tatsache, dass das Landratsamt München die Alarmierungswege und Kommunikationsmittel seiner Feuerwehreinsatzzentrale für das Pilotprojekt freigegeben hatte sowie aus der Definition, dass der First-Responder-Dienst als integrierter Bestandteil des Feuerwehrdienstes betrachtet werden sollte, war eigentlich schon abzuleiten, dass die Feuerwehr-First-Responder ihre Einsätze unter Aufsicht ihrer Einsatzzentrale abwickelten und von dieser geführt wurden. Mag eine Alarmierung direkt durch die Rettungsleitstelle einsatztaktisch als wesentlich sinnvoller erscheinen, so wurde aus den oben genannten Gründen doch der formale Weg eingehalten, wonach die Rettungsleitstelle (wie bei allen anderen Feuerwehreinsätzen) die Feuerwehreinsatzzentrale verständigte und diese die angeforderten Einheiten alarmierte. Dieser formal richtige Weg ist zwar sicher, jedoch einsatztaktisch aufgrund der damit verbundenen Alarmverzögerung eher kritisch zu betrachten, denn: Ein First-Responder-Einsatz hat meist keinen klassischen Feuerwehrcharakter, auch wenn er von Feuerwehrleuten gefahren wird.

In ihrer Erklärung gegenüber dem Kreisbrandrat hatte die Branddirektion München ein genaues Anforderungsprofil an die medizinische Qualifikation der First Responder aufgestellt, zugleich aber auch ihre Unterstützung zum Erreichen dieser Qualifikation deutlich betont: „Wir beabsichtigen, einen in München tätigen Leitenden Notarzt für die ärztliche Begleitung zu gewinnen."[12]

Diese Absicht wurde auch in die Tat umgesetzt: Ein Leitender Notarzt, der zugleich Feuerwehrarzt im Regierungsbezirk Oberbayern ist, sowie ein weiterer erfahrener Notarzt, der Leiter des Notarztdienstes am Krankenhaus München-Schwabing, wo der primär für den nördlichen Landkreis zuständige NAW stationiert war, übernahmen die ärztliche Leitung des First-Responder-Pilotprojekts der Feuerwehren. Dieser Umstand garantierte nicht nur die Qualität der definierten notfallmedizinischen Ausbildung der First Responder und die konstante Beurteilung des Projekts aus medizinischer Sicht, sondern vor allem auch eine dem Projekt gegenüber von Anfang an positive Grundeinstellung. Dies nicht zuletzt deshalb, weil es auch dieselben Notärzte waren, die wenige Monate vor Beginn des Pilotprojekts auf Anregung der Feuerwehren die Problematik der mitunter zu langen Hilfsfristen im Münchener Norden diskutiert hatten und mit den Gedankengängen und Überlegungen, an deren Ende das First-Responder-Projekt stand, von Grund auf vertraut waren.

Außerdem löste diese Konstruktion auch ein Problem, das anfangs als großes Hindernis angesehen wurde: die Frühdefibrillation. Sollte es zum damaligen Zeitpunkt eine Chance geben, die Berechtigung zur Anwendung dieser Notfalltherapie auf Retter unterhalb der Rettungsassistenten-/Rettungssanitäterebene auszudehnen, dann nur mit der notwendigen ärztlichen Autorität und Kompetenz. Die ärztliche Leitung organisierte nun die Ausbildung und Nachschulung der First Responder in der Frühdefibrillation. Die Vermittlung von Praktikantenplätzen in Kliniknotaufnahmen sowie im Münchener Rettungsdienst diente dazu, die ausgebildeten First Responder an die Einsatzpraxis heranzuführen. Zur Durchführung der geforderten 72-stündigen Sanitätsausbildung für die Feuerwehrleute, die mit der Ausbildung der Hilfsorganisationen in Bezug auf die Inhalte und das Konzept identisch ist, erklärte sich der Kreisverband München des Arbeiter-Samariter-Bundes bereit. Es folgt nun eine Übersichtskonzeption für die Ausbildung zum Rettungshelfer bei den bayerischen Feuerwehren (siehe auch Tab. 1).

Die Grundlagen in Form der für jeden aktiven Brandschützer obligatorischen Ersthelfer-Ausbildung von 32 Stunden, auf denen die Sanitätsausbildung aufbauen konnte, brachte jeder Feuerwehrmann von Haus aus mit sich. An den Sanitätskurs schlossen sich die Basisausbildung in Frühdefibrillation mit einer Dauer von acht Stunden sowie ein 40-stündiges Rettungsdienstpraktikum an. Ergänzt wurde dieses Modell der First-Responder-Ausbildung durch Fortbildungen allgemeiner notfallmedizinischer Art und durch die pflichtgemäße halbjährige Nachschulung in der Frühdefibrillation mit einer Prüfung unter ärztlicher Aufsicht nach den Richtlinien der *Deutschen Interdisziplinären Vereinigung für Intensiv- und Notfallmedizin* (DIVI).

Auch an die „apparative Ausrüstung für First-Responder-Einsätze" waren seitens der Kreisbrandinspektion konkrete Anforderungen gestellt worden. Gefordert wurde der ohnehin in der Feuerwehr-Ausrüstung enthaltene Sanitätskasten nach DIN zuzüglich eines Sauerstoffgeräts (also Beatmungsmöglichkeit), Absauggeräts, Defibrillators (also ein AED; und das, nachdem beschlossen worden war, die Ausbildung der First Responder in Frühdefibrillation fest ins Programm zu nehmen) sowie – erstaunlicherweise – eines Arzt-Notfallkoffers. Letzteres Ausrüstungselement sollte aus einsatztaktischen Erwägungen mitgeführt werden. Sollte am Einsatzort des First Responders zufällig ein Arzt vorbeikommen, so die nachvollziehbare Überlegung, sollte er in dem First Responder nicht nur personelle Unterstützung finden, sondern von ihm auch die nötige Ausrüstung erhalten können, um den Patienten adäquat zu versorgen. (Es wäre durchaus paradox, hätte ein komplexes Projekt zur Verkürzung der Hilfsfrist bei Notfallpatienten an alles gedacht, außer daran, einen möglicherweise hinzukommenden Arzt von Anfang an in diese Bemühungen einbinden zu können.)

Die mit diesen Anforderungen verbundenen Vorhaltungen an Geräten und Material stellten die drei an dem Projekt beteiligten Feuerwehren vor nicht allzu große Probleme. Aufgrund der seit Jahren vorangetriebenen Bemühungen dieser Wehren, aktiv

Ausbildungsinhalte	Unterrichtseinheiten
Rechtliche Grundlagen	1
Struktur RD	1
Zelle/Gewebe	6
Organe/Organsystem	
Nervensystem	
Herz-Kreislauf-System/Blutdruck	
Bewegungsapparat	
Herz	
Atemsystem	
Verdauungssystem	
Hormonsystem	
Sinnesorgane	
HLW-Basismaßnahmen und ACLS Übungen im Team	7
Schock/Herz-Kreislauf-Erkrankung	2
Atemstörungen, Beatmung	2
Innere Medizin	1
Fallbeispiele - Stör. VF	3
Patientenuntersuchung/Bodycheck AHA	2
Thermische Schädigungen	2
Wunden/Blutungen	1
Frakturen	1
Gerätekunde/Fahrzeuge	3
Chirurgische Notfälle/Traumatraining	8
Vergiftungen	2
Zerebrale Störungen	1
Verätzungen	1
Abdominelle Erkrankungen	1
Kindernotfälle	4
Ertrinkungs- und Eisnotfälle	1
Elektrounfälle	1
Hygiene	1
Funkverkehr/Rettungsleitstelle	1
Dokumentation	1
Frühdefibrillation und praktische Übungen	6
Infusionen/Medikamente	2
Praktisch. Blutdruckmessen, Infusion HLW, ACLS, Rettung mit der Drehleiter	8
Stressmanagement	2
Wiederholung und Prüfung	8
Gesamt	80

Tab. 1: Muster-Ausbildungsplan auf 72-Stunden-Basis für First Responder der Feuerwehren

und effektiv in die noch schnellere Versorgung von Unfallopfern am Einsatzort einzugreifen, war bei allen eine notfallmedizinische Ausrüstung über das Standardmaß hinaus vorhanden. Die Tatsache, dass sich in den Reihen dieser Wehren – eher zufällig – jeweils mehrere hauptamtliche Rettungsassistenten sowie ehrenamtliches Rettungsdienstpersonal befanden, gewährleistete eine sachgemäße Pflege und den stetigen Einsatz des Geräts. Auch hatte dieser Aspekt immer dafür gesorgt, dass Anschaffungen dieser Art Berücksichtigung in den jeweiligen Feuerwehr-Etats fanden. So war für das First-Responder-Projekt im Wesentlichen lediglich der Kauf von halbautomatischen Frühdefibrillatoren (AEDs) notwendig, wobei es sich in diesem Fall um einen Gerätetypen handelte, der bereits im Münchener Rettungsdienst verwendet wurde. Die Anschaffung von AEDs wurde – das soll an dieser Stelle nicht verschwiegen werden – teilweise aus Eigenmitteln finanziert, teilweise durch sehr großes Entgegenkommen der Herstellungsfirma.

Als Fahrzeuge wurden den First Respondern ausnahmslos Führungsfahrzeuge ihrer Organisationen zur Verfügung gestellt, die erstens unter den feuerwehrüblichen Versicherungsschutz fielen und zweitens von Haus aus über Sondersignal und BOS-Funk verfügten. Lediglich im Fall der Freiwilligen Feuerwehr Unterschleißheim wurden zwei besondere Einsatzfahrzeuge (Pkw-Kombi mit Aufschrift „First Responder") eingesetzt, was durch eine großzügige Spende eines örtlichen Autohauses zustande kam.

2.5 Zusammenfassung

Grundsätzlich lassen sich aus der komplexen Planungs- und Vorbereitungsphase des Pilotprojekts mehrere Erfahrungen, Erkenntnisse und Lehren ableiten:

- Zumindest das Bayerische Feuerwehrgesetz lässt nach Rechtsauffassung der oberstzuständigen staatlichen Aufsichtsbehörde, des Landesinnenministeriums, die Ausdehnung der Feuerwehrarbeit auf First-Responder-Aktivitäten zu. Diese Definition klärt damit automatisch Fragen der Zuständigkeiten, des dienstlichen Rahmens und des Versicherungsschutzes. Der Grundsatz lautet hier: Es muss nicht alles verboten sein, was nicht explizit im Gesetz behandelt ist.
- First-Responder-Dienst kann nach dieser Definition im Rahmen der Feuerwehr nur als freiwillige Zusatzaufgabe gesehen werden und nicht als Pflichtaufgabe. Dies würde andernfalls eine Änderung des Feuerwehrgesetzes voraussetzen, was unter dem Aspekt des Verhältnisses zu den Hilfsorganisationen als höchst problematisch angesehen werden müsste und manche Feuerwehren sicher an ihre Grenzen stoßen lassen würde.
- Soll ein First-Responder-Dienst an einem Ort eingerichtet werden, hat keine Organisation einen Monopolanspruch darauf. Zu prüfen ist, welche Organisationen objektiv die besten Voraussetzungen für diesen Dienst mitbringen. Kooperationen sind jederzeit denkbar.
- Der First-Responder-Dienst ergänzt den Rettungsdienst; er ersetzt ihn jedoch nicht.

- Sollen First Responder effektiv arbeiten und ihr Ziel erreichen, die Hilfsfrist bei Notfallpatienten entscheidend zu verkürzen und die Wartezeit auf den Rettungsdienst mit sinnvollen Maßnahmen zu überbrücken, müssen sie über ein definiertes Niveau an Ausbildung und Ausrüstung verfügen. Dies gewährleistet am besten *eine* ärztliche Leitung mit Erfahrung im Rettungsdienst, die die Qualität der Ausbildung permanent überprüft und sichert.
- Bei der Einrichtung von First-Responder-Systemen sind alle am Rettungsdienst beteiligten Organisationen, Institutionen und Behörden einzubinden, anderenfalls drohen ungeklärte Kompetenz- und Akzeptanzprobleme. Eine einzelne Organisation oder Behörde könnte das System dann zum Scheitern bringen.
- Da First Responder kein Bestandteil des Rettungsdienstes ist, entfällt auch die Möglichkeit der Refinanzierung durch die Abrechnung der Einsätze mit den Krankenkassen.

Anmerkungen:
1. siehe auch S 41 f.
2. Bayerischer Gemeindeunfallversicherungsverband in einem Bescheid vom Januar 1994 an die Kreisbrandinspektion München
3. Bayerischer Gemeindeunfallversicherungsverband in einem Bescheid von 1993 an die Freiwillige Feuerwehr Großhelfendorf
4. Rede des Staatssekretärs Hermann Regensburger vom Juni 1998 auf einer Feuerwehrveranstaltung in Bayern
5. ebd.
6. BayFWG, Art. 9
7. ebd.
8. Kreisbrandinspektion München 1995 in ihrem Abschlussbericht zum First-Responder-Pilotprojekt, S 2 ff.
9. ebd.
10. ebd.
11. ebd.
12. Erklärung der Branddirektion München an den Kreisbrandrat München-Land

3 Einsatzkonzept: der First Responder in Aktion

Nach Klärung der im vorangegangenen Kapitel dargestellten rechtlichen und formalen Voraussetzungen konnte das First-Responder-Pilotprojekt in Angriff genommen werden. Als Beginn war endgültig der 01. September 1994 festgelegt worden. Bis zu diesem Termin hatten alle beteiligten Feuerwehren – Aschheim, Ober- und Unterschleißheim – ihre First-Responder-Gruppen aufzustellen, auszubilden und auszurüsten.

Konnten diese Punkte nach den Richtlinien der Kreisbrandinspektion noch von der Wehr individuell erledigt werden, so erforderte der letzte noch offene Punkt – die Alarmierung – ein erneutes Zusammenarbeiten aller Beteiligten. Die Alarmierung und der daraus folgende effektive Einsatz der First Responder waren geradezu lebensnotwendig für das Gesamtprojekt. Alle Grundlagen wären umsonst gelegt und alle Vorbereitungen umsonst getroffen worden, würde es in der einjährigen Projektphase nicht gelingen, die Grundidee dieses Konzepts zu verwirklichen: die signifikante Verkürzung der Hilfsfrist bei Notfallpatienten, eine deutliche Minimierung des therapiefreien Intervalls bis zum Eintreffen des Rettungsdienstes sowie eine effektive Überbrückung der Wartezeit mit sinnvollen Maßnahmen der erweiterten Ersten Hilfe und die damit verbundene spürbare Verbesserung der Überlebenschancen akuter Notfallpatienten durch die First Responder.

Am besten – so die Überlegung bei der Erarbeitung der Einsatzstrategie – ließe sich die Notwendigkeit von First Responder beweisen, wenn sie nachts und an den Wochenenden zum Einsatz kämen (also in solchen Zeiträumen, wenn von Haus aus mit längeren Hilfsfristen aufgrund geringerer Rettungsdienstkapazitäten zu rechnen war). Den Einsatz der First Responder auf diese Phasen zu begrenzen hätte allerdings der generellen Feuerwehrstrategie, wonach die Feuerwehr 24 Stunden täglich zur Verfügung stehen muss, widersprochen. Nicht zuletzt war schließlich erfahrungsgemäß auch tagsüber aufgrund der Einsatzspitzen des Rettungsdienstes mit zu langen Hilfsfristen in der Peripherie Münchens zu rechnen. Andererseits konnte aber das Alarmierungsprinzip für den normalen Feuerwehreinsatzfall nicht ohne Weiteres übernommen werden, da die für den First Responder alarmierten Einsatzkräfte eine spezielle Ausbildung benötigten und nicht in so großer Personenzahl zur Verfügung standen wie die Feuerwehrleute für Brandschutzaufgaben. Gelöst wurde dieses Problem durch den glücklichen Umstand, dass allen drei Feuerwehren hauptamtliche Gerätewarte zur Verfügung standen, die sich für den First-Responder-Dienst bereit erklärten. Diese Gerätewarte hielten sich den ganzen Tag über in der Umgebung der Feuerwache auf und waren somit ständig verfügbar. Im First-Responder-Dienst bildeten sie nun den Eckpfeiler des Prinzips der 24-Stunden-Alarmierbarkeit.

Diese Konzeption deckte sich exakt mit der Vorstellung der Rettungsleitstelle München, weil sie die Disposition und den Einsatz dieses zusätzlichen „Rettungsmittels" wesentlich erleichterte. Kein Leitstellendisponent brauchte bei der Alarmierung der First Responder auf Tages- und Uhrzeit zu achten oder Klarmeldungen der alarmierten Trupps abzuwarten. Er verständigte im Bedarfsfall einfach die Feuerwehreinsatzzentrale des Landkreises über Standleitung und diese übernahm dann alles Weitere, wie es zwischen den beteiligten Behörden vereinbart war.

Die Feuerwehreinsatzzentrale alarmierte dann auf herkömmlichem Weg – also über die bereits vorhandenen Funkmeldeempfänger der Feuerwehr – die First Responder, deren Meldeempfänger zu diesem Zweck mit einer besonderen Alarmschleife ausgestattet worden waren. So wurde sichergestellt, dass bei jedem Alarm nicht der gesamte Bereitschaftsdienst der Feuerwehr ausrückte. Führung und Abwicklung des Einsatzes lag dann bei der Feuerwehreinsatzzentrale, wobei die First Responder jederzeit im Bedarfsfall ihre Mehrkanalfunkgeräte in den Einsatzfahrzeugen auf den Kanal des Rettungsdienstes umschalten konnten.

In der Frage, ob und wann der First Responder überhaupt eingesetzt werden sollte, entschied sich die Rettungsleitstelle in Verbindung mit den Projektärzten und den First-Responder-Leitern für ein klar definiertes Vorgehen: Der First Responder sollte immer alarmiert werden, wenn bei einem Meldebild mit Verdacht auf einen lebensbedrohlichen Zustand abzusehen war, dass der Rettungsdienst nicht innerhalb einer bestimmten Frist eintreffen konnte. Was ein lebensbedrohlicher Zustand sein konnte, wurde wiederum nach dem in Bayern geltenden Indikationskatalog für Notarzteinsätze festgelegt. Dabei handelte es sich um ein Verfahren, das jedem Disponenten vertraut war und nur geringen Spielraum für Ermessensentscheidungen zuließ. Ohne diesen Katalog wäre andernfalls keine Aussage über die Effektivität des First Responders möglich und Letzterer würde dann nie oder nur sehr selten eingesetzt werden.

3.1 Indikationskatalog

Das weitere Verfahren im Einsatzfall war dann klar: Der First Responder sollte sich zum Einsatzort begeben, die Erstversorgung des Notfallpatienten vornehmen und bei diesem bleiben, bis der Rettungsdienst eingetroffen war. Dann sollte er den Patienten übergeben und den Rettungsdienst – wenn erforderlich und von diesem gewünscht – unterstützen. Der Verlauf eines jeden Einsatzes wurde in Notfall-Protokollen festgehalten, deren statistische Auswertung genaue Aussagen über Nutzen und Effektivität der First Responder ermöglichen sollte. Untersucht werden sollten dabei folgende Leitfragen:

- Wann werden die Einsätze nach ihrer zeitlichen Verteilung gefahren?
- Gibt es zeitliche Verzögerungen in der Anforderung der First Responder?
- Wie lang ist die Ausrückzeit der First Responder?
- Wie lang sind die Anfahrtswege der First Responder?
- Wie groß ist der Zeitvorteil gegenüber dem Rettungsdienst?
- Wie lange dauern die First-Responder-Einsätze?
- Wie exakt ist das Meldebild?
- Um welches Patientengut handelt es sich (Alter, Geschlecht, Einordnung in den NACA-Score etc.)?

Von der Beantwortung dieser Fragen würde vieles abhängen, wie z.B. das Überleben der Notfallpatienten oder die First Responder der Feuerwehren selbst, die sich hier auf unbekanntes Terrain wagten, sowie auch das Gesamtprojekt, dessen Verlauf auch über die weitere Zukunft einer Idee entschied. Am 01. September 1994 fiel in Aschheim, Ober- und Unterschleißheim schließlich der Startschuss.

3.2 Die Durchführung des Pilotprojekts in Aschheim, Oberschleißheim und Unterschleißheim

3.2.1 Aschheim

Die Freiwillige Feuerwehr Aschheim startete mit zehn ausgebildeten First-Responder-Einsatzkräften (Gesamtmannschaftsstärke zum damaligen Zeitpunkt: 78); unter ihnen befand sich ein hauptberuflicher Gerätewart mit einer Rettungsassistenten-Ausbildung. Hinsichtlich der medizinischen Ausstattung verfügte die First-Responder-Gruppe der Wehr über einen komplett ausgestatteten Notfallkoffer, eine Beatmungseinheit des Typs „Medumat-Variabel", eine elektrische Absaugpumpe, einen Satz Halskrausen des Typs „Stifneck" sowie über einen AED. Als Einsatzfahrzeug diente ein Pkw-Kombi, der sonst als Einsatzleitwagen (ELW) verwendet wurde.

In der 5 500 Einwohner zählenden Gemeinde im Osten des Landkreises München hatte die Feuerwehr bei gemeinsamen Einsätzen mit dem parallel alarmierten Rettungsdienst bisher einen Zeitvorteil von sechs bis acht Minuten beobachtet (in der Regel bei schweren Verkehrsunfällen mit Personenschäden). Da eine stark befahrene Autobahn und eine ebenso häufig frequentierte Bundesstraße durch das Gemeindegebiet führen, war es in der Vergangenheit auch häufig zu solchen Einsätzen mit ähnlichen Beobachtungen gekommen. Die zu Aschheim am nächsten gelegenen Rettungswachen sind acht (München-Trudering) beziehungsweise sieben Kilometer (Gemeinde Ismaning) entfernt, die nächsten Notarztstützpunkte zwölf (Klinikum Rechts der Isar) beziehungsweise 14 Kilometer (Klinikum München-Bogenhausen).

Von Anfang an wurde nun der Aschheimer First Responder – als Regelbesetzung für das Fahrzeug wurden zwei Mann festgelegt – nicht nur für Notfälle im unmittelbaren Gemeindebereich eingesetzt, sondern auch für Teile der Nachbargemeinden Kirchheim und Feldkirchen, in denen erfahrungsgemäß aufgrund ihrer geografischen Lage ebenfalls mit zu langen Hilfsfristen in bestimmten Fällen zu rechnen war. Diese Vorgehensweise der Rettungsleitstelle war in ihrer Logik für den Rettungsdienst völlig unbestritten, musste aber nach der Logik der Feuerwehr, die schließlich vom Grundsatz her Einsätze außerhalb des Gemeindebereiches nur in Ausnahmefällen kannte, formal erfasst werden. Und dies geschah bemerkenswert schnell: Mit einem Schreiben vom 19.12.1994 erklärte das Landratsamt München als Träger der Feuerwehreinsatzzentrale pauschal sein Einverständnis mit „grenzüberschreitenden Einsätzen" im Rahmen des First-Responder-Dienstes für alle am Pilotprojekt beteiligten Feuerwehren. Die Situation in Kirchheim und Feldkirchen ließ zudem unter dem Eindruck des laufenden Pilotprojekts ein zweites First-Responder-Modell im Landkreis München entstehen und diesmal nicht auf der Basis der Feuerwehr, sondern auf der einer Rettungsorganisation: Die Ortsgruppe Feldkirchen der Wasserwacht des Roten Kreuzes übernahm diese Aufgabe, was später noch ausführlich behandelt werden soll.

Im Zeitraum des Pilotprojekts, also vom 01. September 1994 bis zum 30. August 1995, rückten die Aschheimer First Responder zu 185 Einsätzen aus, immerhin die überwiegende Mehrzahl davon (118 Einsätze: 64%) war in den Nachbargemeinden. Dies war ein eindrucksvoller Beweis für die Richtigkeit der überregionalen Einsatzkonzeption. Von allen Einsätzen entfielen insgesamt 121 (65%) auf internistische Notfälle, 35 (19%) auf Verkehrsunfälle, 19 (10%) auf sonstige Unfälle, sieben (4%) auf Arbeitsunfälle, drei (2%) auf Fehleinsätze und in zehn Fällen (5%) war der First Responder erst nach dem Rettungsdienst am Einsatzort.

Interessant war auch die zeitliche Verteilung: 58% der Einsätze (107) waren tagsüber im Zeitraum von 6.00 Uhr morgens bis 18.00 Uhr abends angefallen. Wäre also auf die 24-Stunden-Verfügbarkeit verzichtet worden, hätte nur ein Drittel der Effektivität der Aschheimer First Responder ausgenutzt werden können. Ein ähnliches Bild gab die Einsatzverteilung auf die Wochentage wieder: 68% aller Einsätze mussten an Werktagen bewältigt werden. Zusammenfassend lässt sich feststellen, dass der Aschheimer First Responder von der Rettungsleitstelle sogar zu den Zeiten am intensivsten genutzt wurde, in denen die Vorhaltung des Rettungsdienstes am umfangreichsten war.

Was ergab sich nun hinsichtlich des Zeitvorsprungs? Nur in zwölf Prozent aller Einsätze war der Rettungsdienst schneller oder gleich schnell gewesen, in 88% hingegen erzielte der First Responder folgende Zeitvorteile:

- bis zu einer Minute in 4%, zwischen einer und zwei Minuten in 11% der Fälle
- zwischen zwei und drei Minuten: 11%
- zwischen drei und vier Minuten: 10%
- zwischen vier und fünf Minuten: 12%
- zwischen fünf und sieben Minuten: 16%
- zwischen sieben und zehn Minuten: 15%
- zwischen zehn und zwölf Minuten: 4%
- zwischen zwölf und 15 Minuten: 3%
- mehr als 15 Minuten: 2%.

Der durchschnittliche Zeitvorsprung betrug nach dieser Statistik 5,5 Minuten, wobei die Einzelaufschlüsselung hier wohl deutlich mehr aussagt: In 66% aller Notfälle wäre ohne den First Responder die vielbeschworene medizinische Drei-Minuten-Grenze erheblich überschritten worden.[1]

Analysiert man nach NACA-Score die Maßnahmen und die Patientenbeurteilung, die von den First Respondern alleine oder zusammen mit dem Rettungsdienst vorgenommen wurden, so wird deutlich, dass es in einer nicht geringen Anzahl von Fällen auf diese drei Minuten auch wirklich ankam. Unter den 185 Einsätzen gab es acht Reanimationen, bei denen der AED verwendet wurde. In keinem der Fälle erfolgte eine Defibrillation. In 70 Fällen musste Sauerstoff gegeben, in 32 ein EKG angelegt, in 85 Fällen Infusionen verabreicht und in 13 Fällen intubiert werden. Zwei der acht Reanimationen verliefen erfolgreich. 80 Patienten wurden nach NACA-Score III (stationäre Behandlung) beurteilt, 19 nach NACA IV (akute Lebensgefahr nicht auszuschließen) und 35 nach NACA V (akute Lebensgefahr).

Die Aschheimer First Responder waren sehr schnell: Bei 89% aller Einsätze lag die Ausrückzeit nicht über zwei Minuten. Aschheim und Oberschleißheim hatten hier dieselbe Taktik gewählt: Die Dienst habenden First Responder begaben sich, nachdem ihre Funkmeldeempfänger den Alarm ausgelöst hatten, mit Privatfahrzeugen von ihrem jeweiligen Aufenthaltsort zur Feuerwache und stiegen dort auf das Einsatzfahrzeug um. In Unterschleißheim, wo die First-Responder-Gruppe über zwei eigene Einsatzfahrzeuge verfügte, nahmen die Dienst habenden First Responder diese mit nach Hause, rückten direkt von dort unabhängig voneinander aus und trafen sich dann am Einsatzort, wo sie den Einsatz gemeinsam abwickelten. Auf das Zwei-Mann-Prinzip wurde also auch hier nicht verzichtet, wobei das „Rendezvous-System" zusätzlich sicherstellen sollte, dass unter allen Umständen zumindest immer ein First Responder zum Einsatz gebracht werden sollte, wenn der andere aus irgendwelchen Gründen ausfiel. Gleichwohl sahen die Verantwortlichen in Unterschleißheim in ihrem Verfahren auch einen weiteren wesentlichen Zeitvorteil.

3.2.2 Oberschleißheim

Bei der Feuerwehr Oberschleißheim standen 18 Männer für den First-Responder-Dienst bereit (die Gesamtmannschaftsstärke zum damaligen Zeitpunkt lag bei 64), unter ihnen befanden sich fünf Rettungssanitäter/Rettungsassistenten. In Bezug auf die medizinische Ausstattung waren je ein Notfallkoffer auf jedem Einsatzfahrzeug sowie – auf dem für den First-Responder-Dienst vorgesehenen Mannschaftsfahrzeug – zusätzlich ein halbautomatischer Frühdefibrillator, eine Beatmungseinheit, ein Absauggerät und ein „Stifneck"-Satz vorhanden. Die im Vergleich zu den anderen Wehren deutlich umfangreichere Ausstattung erklärte sich aus der Oberschleißheimer Tradition, die zum Zeitpunkt des Pilotprojekts bereits auf 20 Jahre Arbeit auf diesem Gebiet (erweiterte Erste Hilfe bei Unfallopfern durch Feuerwehrleute) zurückblickte. So kam es auch nicht von ungefähr, dass Oberschleißheim eine der treibenden Kräfte beim Zustandekommen des First-Responder-Modells auf Basis der Freiwilligen Feuerwehren war.

Insgesamt wurden die Oberschleißheimer First Responder im Zeitraum des Pilotprojekts in 79 Fällen alarmiert. Angesichts der Tatsache, dass sich in Oberschleißheim – als einzigem der drei relevanten Gemeindebereiche – eine täglich 24 Stunden besetzte Rettungswache am Ort befand, ist das eine bemerkenswerte Zahl. 82% aller Einsätze wurden sogar im eigenen sowie rettungsdienstlich abgesicherten Gemeindebereich gefahren und nur 18% in benachbarten Gemeinden und Ortsteilen. In Bezug auf die zeitliche Verteilung ergab sich ein ähnliches Bild wie in Aschheim: 51 der insgesamt 79 Einsätze fanden untertags von 6.00 Uhr morgens bis 22.00 Uhr abends statt und 54 von 79 entfielen auf Werktage. Diese Oberschleißheimer Statistik erhärtete den aus den Aschheimer Ergebnissen gewonnen Eindruck geradezu, dass es trotz einer ständig mit einem RTW besetzten Rettungswache am Ort sogar in den Zeiten stärkster Vorhaltung noch zu Engpässen in der rettungsdienstlichen Versorgung kommen konnte, die den Einsatz des First Responders erforderlich machten.

Auch der Zeitvorsprung – naturgemäß geringer als in Aschheim – fiel in Oberschleißheim immer noch signifikant aus: Er betrug im Durchschnitt 3,8 Minuten. Einzeln aufgeschlüsselt lautete er wie folgt:

- in 3% aller Einsätze war der Oberschleißheimer First Responder bis zu einer Minute schneller
- in 6% bis zu zwei Minuten
- in 4% bis zu drei Minuten

- in je 6% bis zu vier und bis zu fünf Minuten
- in je 9% bis zu sieben und bis zu zehn Minuten
- in 5% bis zu zwölf Minuten
- in 1% bis zu 15 Minuten
- in weiteren 4% aller Einsätze betrug der Zeitvorteil sogar mehr als 15 Minuten.

In 47% aller Fälle war – auch das soll nicht verschwiegen werden – der RTW der benachbarten Rettungswache schneller oder gleich schnell. Aber dennoch: In 40% aller Fälle hätte der Notfallpatient trotz Rettungswache am Ort länger als drei Minuten auf die Erstversorgung warten müssen (siehe dazu Tab. 1 auf Seite 58).[2]

Um welche Fälle handelte es sich nun hierbei in Oberschleißheim? Mit 54% dominierten auch hier die internistischen Notfälle, gefolgt von Verkehrsunfällen (24%), sonstigen Unfällen (9%) und Arbeitsunfällen (4%) bei neun Prozent Fehlfahrten. Unter den internistischen Fällen gab es allein vier Reanimationen, wobei in einem Fall der Defibrillator zum Einsatz kam. In 28 Fällen wurde Sauerstoff verabreicht, in 25 wurde ein EKG abgeleitet, in 9 Fällen wurde infundiert, in einem intubiert. Nach NACA-Score sah die Verteilung der Patienten wie folgt aus: Unter die Stufe III (stationäre Behandlung erforderlich) fielen allein 19 Patienten, unter die Stufe IV (akute Lebensgefahr nicht auszuschließen) und die Stufe V (akute Lebensgefahr) jeweils 10 Patienten.

Hinsichtlich der Ausrückzeiten lagen die Oberschleißheimer First Responder bemerkenswert weit vorne: In 10% aller Alarmierungen rückten sie in der Minute des Alarms aus, in 32% in der Minute danach, in 17% im Zeitraum bis zwei Minuten danach und in 15% im Zeitraum bis drei Minuten danach.[3]

3.2.3 Unterschleißheim

Die zweitgrößte Anzahl von Einsätzen nach Aschheim (130) wurde im Zeitraum des Pilotprojekts von den First Respondern der Freiwilligen Feuerwehr Unterschleißheim gefahren. Ihre 20 First-Responder-Einsatzkräfte (Gesamtmannschaftsstärke zum damaligen Zeitpunkt: 100) deckten zugleich die mit 25 000 Einwohnern bevölkerungsreichste Gemeinde im Projektgebiet ab. Ihre Ausrüstung bestand neben zwei eigenen Einsatzfahrzeugen (Pkw-Kombi) aus Notfallkoffern, einschließlich der Beatmungs- und Absaugeinheit, zwei AEDs sowie zwei Pulsoxymetern. Die beiden hauptamtlichen Gerätewarte der Wehr waren in der First-Responder-Gruppe integriert. Zwei Feuerwehrleute verfügten über die Ausbildung als Rettungsdiensthelfer, zwei über die als Rettungssanitäter und drei waren Rettungsassistenten. In Unterschleißheim lag das überwiegende Gros der Einsätze (92%) im Gemeindebereich. Die zeitliche Verteilung bestätigte die bereits in den beiden anderen Gemeinden gemachten Beobachtungen: Zu 64% lagen die Einsätze auf den Werktagen und – nach Tageszeiten aufgeschlüsselt – zu 78% im Zeitraum zwischen 6.00 Uhr morgens und 22.00 Uhr abends.[4]

62% der Einsätze waren internistische Notfälle, 23% Verkehrsunfälle, 11% sonstige Unfälle, zwei Prozent Arbeitsunfälle und weitere zwei Prozent waren Fehlfahrten. Darunter gab es insgesamt immerhin sechs Reanimationen, wobei in allen Fällen der Defibrillator zum Einsatz kam. In 41% der Fälle wurde Sauerstoff gegeben, in 13% ein EKG abgeleitet, in 21% ein venöser Zugang gelegt und in einem Prozent der Fälle intubiert. Nach NACA-Score verteilten sich die Patienten auf 64 in der Stufe III, auf 30 in der Stufe IV und auf zehn in der Stufe V.[5]

Der Zeitvorsprung vor dem Rettungsdienst (zuständig war die Rettungswache im benachbarten, fünf bis acht Kilometer entfernten Oberschleißheim) betrug im Durchschnitt 4,1 Minuten. In nur 16% aller Einsätze traf der Rettungsdienst gleichzeitig mit dem Unterschleißheimer First Responder am Einsatzort ein oder war schneller. Die relative Nähe des Ortes zu einer Rettungswache wirkte sich also kaum auf den Zeitvorsprung zugunsten des Rettungsdienstes aus (vgl. Tab. 1 auf Seite 58):

- in 11% aller Einsätze waren die First Responder bis zu einer Minute schneller
- in 10% bis zu zwei Minuten
- in 11% bis zu drei Minuten
- in 9% bis zu vier Minuten
- in 10% bis zu fünf Minuten
- in 14% bis zu sieben Minuten
- in 7% bis zu zehn Minuten
- in 2% bis zu zwölf Minuten
- in weiteren 2% bis zu 15 Minuten
- in 1% mehr als 15 Minuten.[6]

Die Analyse der Ausrück- und Fahrzeiten der Unterschleißheimer First Responder verdient noch eine besondere Beachtung, denn im Gegensatz zu ihren Aschheimer und Oberschleißheimer Kollegen rückten diese direkt von ihrem jeweiligen Aufenthaltsort aus, ohne einen Umweg über die Feuerwache zu nehmen und auf das Einsatzfahrzeug umzusteigen. Wie bereits erwähnt, waren die Unterschleißheimer First Responder durch dieses System in 20% aller Alarmierungen in der Minute des Alarms ausgerückt, die Aschheimer dagegen nur in 7%, die Oberschleißheimer in 10% aller Alarmierungen. In dem Zeitraum der ersten Minute nach dem Alarm gleicht sich dieser Vorsprung aus: Die erste Minute schafften die Aschheimer in 34%, die Unterschleißheimer in 36% und die Oberschleißheimer in 40% aller Alarmierungen. Und im Gesamtdurchschnitt aller drei Feuerwehren lagen die häufigsten Ausrückzeitpunkte (jeweils 36%) in den beiden Zeiträumen bis zu einer Minute beziehungsweise bis zu zwei Minuten nach dem Alarm.

Die Einsatzstelle erreichten alle Feuerwehr-First-Responder insgesamt zu 46% innerhalb der ersten beiden Minuten nach dem Ausrücken, zu 43% innerhalb von fünf Minuten. Hier fielen die Unterschleißheimer in der Statistik positiv auf: 66% aller Einsatzorte erreichten sie nach zwei Minuten und für nur 25% benötigten sie bis zu fünf Minuten (im Vergleich: Aschheim 34% und 57%, wobei aber das weitläufigere Einsatzgebiet berücksichtigt werden muss; Oberschleißheim 39% und 41%).

In der Gesamtbetrachtung der durchschnittlichen Einsatzzeiten ab Alarmierung bis zum Erreichen der Einsatzstelle ergibt sich allerdings ein einheitlicheres Bild: Bis zu vier Minuten betrug die Einsatzzeit in den meisten Fällen (22%) im Durchschnitt aller drei Feuerwehren. Dies entspricht exakt auch dem Wert für die Unterschleißheimer Feuerwehr: 28% aller Einsatzzeiten lagen im Zeitraum von bis zu vier Minuten. Im Fall Aschheim lag der größte Teil (28%) im Zeitraum von bis zu sieben Minuten, was darauf zurückzuführen ist, dass der Schwerpunkt der Aschheimer First-Responder-Einsätze in Bereichen außerhalb des eigentlichen Gemeindegebietes lag. Im Falle Oberschleißheim lag der größte Teil der Einsatzzeiten (24%) ebenfalls im Zeitraum von bis zu sieben Minuten. Dies dürfte jedoch auf die Lage der Feuerwache zurückzuführen sein, die im Laufe der Jahre mit dem Wachstum der Gemeinde zunehmend an die Peripherie des Ortes rutschte.[7]

3.3 Das Pilotprojekt und die Kreisbrandinspektion

Die Kreisbrandinspektion hatte die Projektleitung für die First-Responder-Aktivitäten übernommen und behielt diese – als Überwachungs- und Koordinierungsstelle – für die Dauer der einjährigen Pilotphase bei. Einzugreifen im Sinne einer Änderung des Einsatzkonzeptes war dabei nicht notwendig. Dieser Fakt spricht für die durchdachte und abgewogene Vorbereitung des Projekts. Im offiziellen Abschlussbericht der Kreisbrandinspektion heißt es:

> *„Durch die Alarmierung über die Feuerwehreinsatzzentrale München-Land und die unmittelbare Vorlage der Einsatzberichte (dieser Hinweis bezieht sich auf die durchgängige Dokumentation, Anm. d. Verf.) war ein ständiger Informationsfluß gewährleistet. Auftretende Probleme wurden im Einzelfall sofort besprochen und geregelt."*[8]

Die Alarmierung der First Responder über die Feuerwehreinsatzzentrale blieb der Regelfall: 89% aller Alarme wurden über diesen Weg ausgelöst. Während der Pilotphase vergrößerte sich auch der Personalstamm der Feuerwehr-First-Responder. Die Aschheimer Gruppe wuchs von zehn auf zwölf Mann, die Oberschleißheimer Gruppe von 18 auf 22, die Unterschleißheimer Guppe sogar von 20 auf 30. Fahrzeuge und Ausrüstung waren ausreichend. Die Einsatzbereitschaft war bei allen Feuerwehren stets gegeben. Für den Fall paralleler Feuerwehreinsätze, die es nicht erlaubten, die First Responder davon freizustellen und „nach Hause" zu lassen, war ein eigenes Verfahren entwickelt worden, um keine Engpässe entstehen zu lassen. Nur in solchen Fällen, in denen die First Responder beim Feuerwehreinsatz unabkömmlich erschienen, sollte dieser Dienst bei der Rettungsleitstelle abgemeldet werden. Daneben hielt die Kreisbrandinspektion ständigen Kontakt zur Rettungsleitstelle und zu den Notärzten, die das Projekt medizinisch überwachten und kontinuierlich begleiteten. „Das Pilotprojekt First Responder verlief entsprechend den besprochenen und geregelten Vorgaben programmgemäß", beginnt die Gesamtbeurteilung des Projekts durch die Kreisbrandinspektion, auf die noch ausführlich eingegangen werden wird. „Die Beteiligten hielten die vorgegebenen Regeln ein ..."[9]

Anmerkungen:

1 Abschlußbericht der Kreisbrandinspektion München zum First-Responder-Pilotprojekt im Landkreis München 1995, Anlage 10, Statistische Auswertung des einjährigen Pilotprojektes durch die Kreisbrandinspektion München
2 ebd.
3 ebd.
4 ebd.
5 ebd.
6 ebd.
7 ebd.
8 ebd., S 2 ff.
9 ebd.

4 Der Beweis: die Auswertung des Pilotprojekts

Der Absatz, mit dem die Auswertung des First-Responder-Pilotprojekts begann, lautete folgendermaßen:

> *„Durch das einjährige Pilotprojekt im Landkreis München wurde nachgewiesen, daß der Einsatz von Feuerwehrkräften zur Überbrückung des therapiefreien Intervalls eine Lücke schließen kann, die derzeit in der medizinischen Notfallversorgung landesweit und auch im Landkreis München besteht. Es ist unsere Pflicht als Feuerwehr, bei der Rettung von Menschenleben mitzuwirken, wenn wir dazu in der Lage sind und so lange dies nicht ebenso gut oder besser von anderen getan werden kann."*[1]

Auch die Statistik machte es deutlich: Die First Responder der Freiwilligen Feuerwehr waren im Durchschnitt 4,7 Minuten schneller als der Rettungsdienst in München-Land. In rund einem Drittel aller Einsätze benötigte der Rettungsdienst sogar fünf Minuten mehr (siehe Tab. 1).[2]

Dieser Einstieg enthielt mehrere zentrale Aussagen, die für die weitere Entwicklung von First-Responder-Modellen überhaupt wegweisenden Charakter haben sollten:

- Bei der Versorgung von Notfallpatienten kann auch in Zeiten des flächendeckenden Rettungsdienstes eine Lücke bestehen.
- First Responder sind bei entsprechender Ausbildung und Ausrüstung das Mittel der Wahl, diese Lücke zu schließen.
- Freiwillige Feuerwehren können diese Aufgabe ebenso gut wie Rettungs- und Hilfsorganisationen erfüllen, wenn sie über die geeigneten Voraussetzungen verfügen und willens sind, diese Aufgabe freiwillig zu bewältigen. Es gibt aber auch keine Notwendigkeit, sich bei der Übernahme von First-Responder-Aktivitäten am Ort mit Gewalt gegen andere Organisationen durchzusetzen, die ebenso gut qualifiziert und willens sind.
- Bei Aktivitäten auf dem Gebiet der erweiterten Ersten Hilfe sollte die Feuerwehr generell kein Argumentationsproblem haben, denn diese Aktivitäten lassen sich logisch aus der Pflichtaufgabe „Rettung von Menschenleben" ableiten.

Darüber hinaus betonte die Kreisbrandinspektion auch die grundsätzlichen Erkenntnisse, die sich aus dem Pilotprojekt für die Anforderungen an den Rettungsdienst ergeben:

> *„Wir sind verpflichtet, bei den für die medizinische Notfallversorgung Verantwortlichen darauf hinzuweisen, daß unser derzeitiges System, insbesondere bei internistischen Notfällen, nicht ausreicht, um rechtzeitig qualifizierte Erste Hilfe zu leisten."*[3]

Dieser Gedanke unterstrich noch einmal die Ansicht, dass der First Responder den Rettungsdienst weder ersetzen will noch kann. Zugleich griff er noch einmal die Auffassung des bayerischen Innenministeriums auf, wonach in Gebieten, in denen regelmäßig zu lange Hilfsfristen auftreten, vor allem die Strukturen des dortigen Ret-

Rettungsdienst an der Einsatzstelle bereits an	FF Aschheim		FF Oberschleißheim		FF Unterschleißheim		Gesamt	
- gleichzeitig oder RD bereits an	23	12%	37	47%	21	16%	81	20%
- bis 1 Minute später	8	4%	2	3%	14	11%	24	6%
- bis 2 Minuten später	20	11%	5	6%	13	10%	38	10%
- bis 3 Minuten später	21	11%	3	4%	14	11%	38	10%
- bis 4 Minuten später	18	10%	5	6%	12	9%	35	9%
- bis 5 Minuten später	22	12%	5	6%	13	10%	40	10%
- bis 7 Minuten später	30	16%	7	9%	18	14%	55	14%
- bis 10 Minuten später	27	15%	7	9%	9	7%	43	11%
- bis 12 Minuten später	7	4%	4	5%	2	2%	13	3%
- bis 15 Minuten später	5	3%	1	1%	2	2%	8	2%
- mehr als 15 Minuten	4	2%	3	4%	1	1%	8	2%
- keine Angaben	0		0		11	7%	11	3%
	185		79		130		394	
Durchschnitt: First Responder früher als Rettungsdienst an den Einsatzstellen:	5,5 Minuten		3,8 Minuten		4,1 Minuten		**4,7 Minuten**	

Tab. 1: Vergleich der Eintreffzeiten von First Responder und Rettungsdienst (von: M. Eichner)

tungsdienstes überprüft werden sollen. Angesichts der gesammelten Erfahrungen gab die Kreisbrandinspektion den Feuerwehren im Landkreis München grünes Licht für das Aufstellen weiterer First-Responder-Einheiten. Den Meilenstein für die First-Responder-Idee setzte sie mit dem Satz:

„Das positive Ergebnis des Pilotprojektes hat die am Pilotprojekt beteiligten Feuerwehren ermutigt, First Responder in Absprache mit der Kreisbrandinspektion München über den Pilotprojektzeitraum hinaus fortzusetzen."[4]

Der Feuerwehr-First-Responder war damit zur festen Einrichtung geworden. Theoretisch konnte nun jede Wehr im Landkreis München – vorausgesetzt, sie erfüllte die personellen, ausbildungs- und ausrüstungsmäßigen sowie formalen Bedingungen einschließlich der Zustimmung ihrer Gemeinde – First-Responder-Gruppen aufstellen. Jedoch zeigte die Kreisbrandinspektion in ihrem Abschlussbericht unter der Überschrift „Durchführbarkeit im Landkreis München" auch die Grenzen auf:

„Nicht bei allen Feuerwehren sind die personellen Voraussetzungen, unter anderem auch die Besetzung des Gerätehauses mit mindestens einem hauptamtlichen Gerätewart für die Tagesalarmsicherheit, der zudem noch die notwendige Ausbildung und Bereitschaft haben muß, gegeben. (...) Auch die vorhandenen Fahrzeuge lassen eine uneingeschränkte Durchführung nicht in jedem Fall zu."[5]

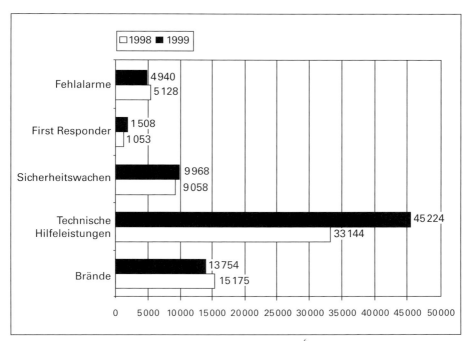

Abb. 1: Gesamtzahl der aufgewendeten Einsatzstunden im Vergleich[6]

59

Besonders der erstgenannte Punkt ist wichtig. Auf ihren Kern reduziert meint die zentrale Aussage, dass ein First-Responder-Dienst ohne 24-stündige Alarmsicherheit auch nur den halben Sinn macht, dass aber diese Alarmsicherheit ausschließlich über de facto hauptberufliches Feuerwehrpersonal zu erreichen ist. Bei genauerem Hinsehen muss dieser Auffassung zugestimmt werden. Die Zeiten, in denen die Mehrzahl der Menschen auch an ihrem Wohnort arbeitete und in denen die Arbeitgeber aufgrund enger persönlicher Verbundenheit zu ihrer Gemeinde und ihren Mitarbeitern bereit waren, die mitunter mehrstündige Abwesenheit von Angestellten im Feuerwehr- und Rettungseinsatz hinzunehmen, gehören der Vergangenheit an. Abgesehen davon wäre es für jeden Arbeitnehmer in der modernen Berufswelt auf Dauer unmöglich, tagtäglich zwischen Arbeitgeber und Hilfsorganisation hin- und herzupendeln.

Wenn man dann wiederum den Aufwand der Feuerwehren betrachtet, ergibt sich folgendes Resultat: In einem Drittel aller First-Responder-Einsätze wurde eine Einsatzdauer von maximal 30 Minuten nicht überschritten. Die First-Responder-Einsätze mit je zwei Einsatzkräften waren somit die mit dem geringsten personellen und zeitlichen Aufwand für die Feuerwehren.

4.1 Eine dauerhafte Verpflichtung

Die Kreisbrandinspektion forderte folgerichtig: „Die Durchführbarkeit muss deshalb im Einzelfall genau geprüft werden."[7] Und vor allem dürfe auch keine Feuerwehr unterschätzen, was mit dem Einstieg in den First-Responder-Dienst auf sie zukommt:

> *„... darf jedoch nicht verkannt werden, daß auf die Feuerwehren eine enorme Zusatzbelastung zukommt. Wenn die Mannschaft nicht bereit ist, diese zusätzlichen Belastungen über die Verpflichtungen im Feuerwehrdienst hinaus auf sich zu nehmen, kann First Responder bei den Feuerwehren nicht funktionieren."*[8]

War First Responder also erst einmal an einem Ort eingeführt, konnte dieser Dienst nach gewisser Zeit schlecht mit dem Argument eingestellt werden, die zuständige Feuerwehr sei damit überlastet oder habe keine Lust mehr. Überhaupt sollte jede Organisation, die sich mit First-Responder-Gedanken trägt, diesen Hinweis berücksichtigen. Dazu meint die Kreisbrandinspektion:

> *„...(denn so) wird durch die Aufnahme eines First-Responder-Dienstes eine Erwartungshaltung in der Bevölkerung geweckt, die man de facto nicht mehr zurücknehmen kann."*[9]

Dieser Aspekt war ein wesentlicher – wenn auch nicht der ausschlaggebende – bei der Entscheidung gewesen, den First-Responder-Dienst in Aschheim, Ober- und Unterschleißheim in die Linienfunktion zu übernehmen. Nach der Beendigung des Pilotprojekts gab es in allen drei Gemeinden Pressekonferenzen für die lokale Presse, die dieses Thema zum Teil in sehr großem Rahmen aufgegriffen hatte. Zudem wurde die örtliche Presse auch während der Laufzeit des Projekts gezielt über besonders spektakuläre Erfolge informiert (siehe den am Anfang des Buches beschriebenen Einsatz), um die Akzeptanz in der Öffentlichkeit für das First-Responder-Konzept zu steigern sowie dessen Bekanntheitsgrad zu erhöhen. Diese Bemühungen trafen überall auf großes Interesse. Eine Einstellung dieser Arbeit hätte dann natürlich gravierende negative Auswirkungen auf das Image von Feuerwehr und First Responder gehabt.

Der Münchener Abschlussbericht befasste sich auch mit einer möglichen Übertragbarkeit seines First-Responder-Modells auf ganz Bayern: „Grundsätzlich gelten die Aussagen zur technischen Durchführbarkeit des Modells (...) auch landesweit für alle Feuerwehren." Jedoch genauso wenig, wie man dieses Modell pauschal über alle Freiwilligen Feuerwehren im Landkreis München stülpen könne, könne man dies für ganz Bayern fordern. Aber wo es funktionieren würde, Notfallpatienten schneller zu versorgen als zuvor, „muß man das Modell fördern und umsetzen, wo immer dies möglich ist."[10] Dass dabei den Feuerwehren schon allein aufgrund ihrer Struktur auch landesweit eine Vorreiterrolle zufallen könnte, wurde in dem Abschlussbericht ganz offen betont:

„Solange also kein anderes System gleich gute Werte aufzeigen kann oder der Rettungsdienst landesweit und flächendeckend organisiert ist, wie dies bei den Feuerwehren generell der Fall ist, muß man das Modell fördern und umsetzen, wo immer dies möglich ist."[11]

Dieser Satz war auch als Anregung für die bayerische Feuerwehr auf Landesebene gedacht, um über eine einheitliche First-Responder-Strategie im gesamten Freistaat nachzudenken. Zur Pflichtaufgabe sollte – und auch hier wurde die rechtstheoretische Auffassung des Innenministeriums durch die Praxis bestätigt – der First-Responder-Dienst dennoch nicht erklärt werden:

„Hierzu fehlen in vielen Fällen die unabdingbaren Voraussetzungen. Man sollte aber die gesetzlichen Grundlagen so ändern, daß bei freiwilliger Übernahme dieser Aufgabe durch die Feuerwehren eine hundertprozentige Absicherung aller Beteiligten gegeben ist und auch die Finanzierung geregelt wird."[12]

Dazu empfahl die Kreisbrandinspektion auch, das für das Pilotprojekt entwickelte Ausbildungskonzept von einem 72-stündigen Sanitätskurs plus Ausbildung in Frühdefibrillation zum landesweiten Standard zu erklären und in jedem Fall die personellen Voraussetzungen für eine Tagesalarmsicherheit des First-Responder-Dienstes zu schaffen. Ähnliche Standards sollten aus dem Münchener Modell bezüglich Ausrüstung, Fahrzeug, Fahrzeugbesatzung (je zwei Personen) und Alarmierungsweg abgeleitet werden.

Der Alarmierungsweg für die Feuerwehr-First-Responder im Landkreis München war aus bereits dargestellten Gründen festgeschrieben worden: Rettungsleitstelle – Feuerwehreinsatzzentrale – First Responder. Die damit verbundene zwangsläufige

Alarmverlängerung wurde zwar gesehen, aber aus denselben bereits geschilderten Gründen nicht beseitigt. Zwar empfahl die Kreisbrandinspektion nun ebenfalls, über einen kürzeren Alarmierungsweg zumindest nachzudenken, konkretisierte dieses Anliegen aber nicht, so dass sich Änderungen in der Alarmierungspraxis bis zum heutigen Tag (Herbst 2000) nicht ergaben. Stattdessen wurde der Rettungsleitstelle empfohlen, bei der Alarmierung der First Responder weiter strikt nach Indikationskatalog zu verfahren, die Alarmierung aber gleichzeitig auf „echte Notfälle" – wie auch immer sich diese für den Leitstellendisponenten definieren mögen – zu begrenzen, „um die zusätzliche Belastung ... so gering wie möglich zu halten". Weiterhin sollte in jedem Fall der Rettungsdienst parallel zu den First-Responder-Einheiten alarmiert werden, damit Letztere „nicht zum Ersatz-Rettungsdienst werden."[13] Hier sollte gewissermaßen der normativen Kraft des Faktischen ein Riegel vorgeschoben werden: Ein gut eingespieltes und funktionierendes First-Responder-System mochte manchen Leitstellenmitarbeiter verlocken, dieses System von vornherein als seine Ressource zu betrachten und seine Fahrzeugdispositionen danach auszurichten.

Jedoch wurden während des Pilotprojekts auch Äußerungen von Seiten der Feuerwehr vernehmbar, dass manche Schichten in der Leitstelle den First Responder förmlich ignorieren würden. Zwar liegen dazu keine offiziellen Stellungnahmen vor, dennoch kann man davon ausgehen, dass die Klagen sicher auch im internen Kreis kontrovers diskutiert wurden. Festzuhalten bleibt eines: Das beste First-Responder-System kann nicht greifen, wenn die Rettungsleitstelle sich dieses Instruments nicht bedient.

Aber nun zurück zu den deutlich formulierten Ergebnissen des Pilotprojekts: Die Branddirektion München als Trägerin der Integrierten Rettungsleitstelle München begrüßte in ihrem Abschlussbericht die First-Responder-Einheiten, „da es mit ihnen gelungen ist, die Dauer des sogenannten therapiefreien Intervalls in der Regel erheblich zu verkürzen."[14] Deutlich wird damit das Eingestehen der Rettungsleitstelle, dass die Dauer des therapiefreien Intervalls mitunter zu lange sein könne. Verstärkt wird diese indirekt getroffene Aussage durch den folgenden Satz: „Speziell in rettungsdienstlich dünn versorgten Gebieten und bei Abwesenheit des zuständigen RTWs ist ein erheblicher Zeitgewinn zu verzeichnen."[15] Hinsichtlich des Problems der Alarmierung der First Responder pflichtete die Rettungsleitstelle der Kreisbrandinspektion bei:

„Die Erfahrungen des Pilotprojektes haben gezeigt, daß es unabdingbar ist, dem Disponenten in der Rettungsleitstelle klare Entscheidungshilfen zu geben, wann und zu welchen Ereignissen der First Responder einzusetzen ist. Dieser Forderung trug die Branddirektion durch den Erlaß der Dienstanweisung ‚Einsatz von First-Responder-Einheiten im Rettungsdienstbereich München' Rechnung."[16]

Diese Dienstanweisung enthielt folgende Richtlinie:

„First-Responder-Einheiten sind bei Notfällen dann zu alarmieren, wenn sie voraussichtlich wesentlich schneller am Einsatzort eintreffen können als Einheiten des Rettungsdienstes. Beim Einsatz des Rettungsdienstes auf Bundes-

autobahnen sind sie zur Unterstützung zu alarmieren. Die First-Responder-Einheiten sind eine Ergänzung, aber in keinem Fall ein Ersatz des Rettungsdienstes."[17]

In ihren weiteren Ausführungen sprach sich die Rettungsleitstelle übrigens für eine direkte Alarmierung der First Responder ohne Umweg über die Feuerwehreinsatzzentrale aus („... durch das zusätzliche Telefongespräch wird eher wertvolle Zeit verschenkt").[18] Dass ein First-Responder-Dienst auf Basis der Freiwilligen Feuerwehr funktionieren, effektiv arbeiten und organisatorisch das Erwartete bringen konnte, stand nach Vorlage der Berichte der Beteiligen und ihrer vorgesetzten Dienststellen außer Zweifel. Die entscheidende Frage war aber die, ob die wichtigste Person in diesem Projekt – der Notfallpatient – letztlich vom First Responder profitiert hatte.

4.2   Ein „Ja" von den Ärzten

Diese wichtige Frage bejahten die beiden Ärztlichen Leiter – die beiden Leitenden Notärzte Dr. Andreas Dauber und Dr. Peter Rupp – zweifelsfrei und eindeutig in ihrem Abschlussbericht:

„Es wurde der eindeutige Beweis geführt, daß durch First-Responder-Einheiten die Dauer des therapiefreien Intervalls zum Wohle aller Notfall-Patienten weiter verringert werden kann. Ebenso wurde gezeigt, daß der Einsatz der AEDs gefahrlos, wie weltweit üblich, auch in Deutschland gut ausgebildeten First Respondern überlassen werden kann."[19]

Besonders der zweite Satz ließ aufhorchen, denn er betonte die Verknüpfung der beiden Themen First Responder und Frühdefibrillation zum ersten Mal in dieser Form. An dieser Stelle trat das Pilotprojekt in medizinischer Hinsicht über seine ursprüngliche Zielsetzung hinaus, denn laut der Formulierung der beiden Notärzte sollte nicht nur gezeigt werden, dass durch den Einsatz der Feuerwehr-First-Responder „eine Verkürzung des therapiefreien Intervalls und somit eine Verbesserung der Überlebenswahrscheinlichkeit möglich ist", sondern auch, dass „Defibrillation und Reanimation durch speziell ausgebildetes Feuerwehrpersonal sicher und ohne Risiken durchgeführt werden kann". Insbesondere in Bezug auf Letzteres sei „es durch nichts zu rechtfertigen (...), daß eine einfache automatisierte medizinische Maßnahme, die weltweit durch medizinische Laien durchgeführt wird, in Deutschland lediglich durch Ärzte oder höchstqualifiziertes Rettungspersonal durchgeführt werden dürfte ..."[20] Der ärztliche Abschlussbericht zeichnet sich in vielerlei Hinsicht durch eine sehr große Nähe zur alltäglichen Praxis des Rettungsdienstes aus. Zum einen wurde das Vorhandensein einer mitunter zu langen Hilfsfrist des Rettungsdienstes (besonders im ländlichen Raum) als objektives Problem anerkannt und auch nicht als zeitlich und geografisch begrenzte Erscheinung bagatellisiert. Zum anderen wurde auch nicht verschwiegen, dass mit einer Behebung dieses Problems allein durch den Rettungsdienst nicht zu rechnen sei: „Eine dichtere Fahrzeugvorhaltung gerade in ländlichen Bereichen ist in

Zeiten von knapper werdenden Finanzmitteln nicht durchführbar."[21] Diese Feststellung galt 1995 ebenso wie heute und trifft wohl auf alle Bundesländer zu.

Ausbildung, Ausrüstung und Einsatztaktik der Feuerwehr-First-Responder sahen die Notärzte als so vorbildlich an, dass sie in ihrem Bericht sogar von einem „Münchener Modell" sprachen, das allen anderen Organisationen – also über die Feuerwehr hinaus – als Standard dienen könnte. Ausdrücklich forderten sie nach Möglichkeit die feste Aufnahme der Frühdefibrillation in diesen Standard:

„Der halbautomatische Defibrillator trägt signifikant zum Erfolg dieser neuen Einsatztaktik bei. Es wurde bewiesen, daß AEDs (insgesamt wurden im Rahmen des Pilotprojekts acht Frühdefibrillationen durchgeführt, Anm. d. Verf.) problemlos und sicher auch durch Sanitäter bzw. gut ausgebildete Ersthelfer einsetzbar sind."[22]

Aus diesem Grund und vor allem deshalb, um eine gleichbleibende hohe medizinische Qualität der First-Responder-Arbeit zu sichern, empfahlen die Notärzte vor allem eine kontinuierliche ärztliche Begleitung solcher Projekte. Dies mag in der Realität sicherlich auch als Signal an diejenigen verstanden werden, die trotz aller gegenteiligen Erkenntnisse Maßnahmen wie die Defibrillation ausschließlich den akademischen Medizinern vorbehalten sehen wollen. Unter dem Gesichtspunkt der Qualitätssicherung ist ebenfalls die Empfehlung zu sehen, eine Dokumentation, wie sie für das Pilotprojekt eingeführt worden war, zum Standard zu machen. Auf Grundlage der sich daraus ergebenden Datenbasis kann jederzeit die Effektivität eines jeden Systems der erweiterten Ersten Hilfe gemessen und natürlich auch kontrolliert werden. Zusammenfassend heißt es in dem ärztlichen Bericht in Bezug auf die medizinische Qualität:

„Es ist nicht akzeptabel, First Responder oder Ersthelfer mit einer lediglich erweiterten Erste-Hilfe-Ausbildung ausgestattet zur Erstversorgung zu schikken. Zum einen läuft es dem Prinzip der qualifizierten Ersten Hilfe zuwider, zum anderen gefährdet es das Personal selbst und auch den Notfallpatienten."[23]

Das bedeutet, dass für den First Responder eine umfassende Ausbildung sowie eine entsprechende Kompetenz zur Ausübung der Erstversorgung an Notfallpatienten als dringend notwendig erachtet wird. Dies ist ebenfalls ein indirekter Appell, den Ausdruck „First Responder" nicht willkürlich als Sammelbegriff für alle möglichen Arten der organisierten Ersten Hilfe zu verwenden, sondern ausschließlich als Terminus für eine definierte Form der erweiterten Ersten Hilfe mit klar vorgegebenen Standards hinsichtlich der Ausbildung, Ausrüstung, Organisation und des einsatztaktischen Vorgehens. Weiterhin ist dies unabhängig davon zu betrachten, ob sich das je- weilige First-Responder-System nun auf die Feuerwehr stützt oder auf andere Organisationen.

Zumindest für den Bereich der Freiwilligen Feuerwehr in Bayern forderten die beiden Notärzte eine landesweite Implementierung der Standards bezüglich der Ausbildung und Ausrüstung nach dem Münchener Modell. Dieser landesweite Standard sollte für alle weiteren First-Responder-Projekte der Feuerwehren verbindlich sein und zugleich als Orientierung für andere Organisationen dienen.[24] Eine Übertragung des First-Responder-Systems als Pflichtaufgabe auf die Feuerwehren lehnten die Notärzte aus denselben Gründen wie die Kreisbrandinspektion jedoch ab: „Es fehlt die eindeutige gesetzliche Grundlage, die Ausstattung, die Systemvoraussetzung und auch die finanzielle Absicherung dieser Einrichtung."[25]

Auch über das Verhältnis zu den Hilfs- und Rettungsorganisationen – besonders im Hinblick auf die in Zukunft zu erwartende Ausdehnung der First-Responder-Aktivitäten der Feuerwehren – machten sich die Ärzte Gedanken:

> *„Inwieweit sich eine landesweite Zusammenarbeit mit dem Bayerischen Roten Kreuz im Rahmen der Ausbildung erreichen läßt, ist derzeit noch nicht abzuschätzen, da noch große Vorbehalte seitens des BRK-Präsidiums gegen das First-Responder-Konzept bestehen."*[26]

Die beiden Münchener Notärzte hatten hier den Blick auf die naheliegendste Form der Zusammenarbeit gelegt: Der 72-stündige Sanitätskurs, welcher fester Bestandteil und tragende Säule des Ausbildungsprogramms einer jeden Hilfsorganisation ist, wurde als Standard bei den Feuerwehr-First-Respondern gesetzt. Eine landesweit einheitliche Einführung dieser Ausbildung bei den Feuerwehren in Bayern würde sich am leichtesten dadurch erreichen lassen, indem diese ihre Mitarbeiter zur Ausbildung zu den Hilfsorganisationen sandten, die über die entsprechenden Kapazitäten verfügten. Ansonsten müssten die Ausbildungseinrichtungen der Feuerwehr ihr Programm um die Sanitätsausbildung erweitern, was keinen geringen Aufwand angesichts der Zeitdauer des Kurses und des dafür notwendigen Ausbilderkaders, über den die Feuerwehr schließlich nicht von Haus aus verfügte, bedeuten würde. Aber auch in der Einsatzpraxis des First-Responder-Dienstes, welche bei der durchführenden Organisation ein hohes Maß an Belastbarkeit voraussetzte, sahen die Notärzte ein Potenzial an Kooperationsmöglichkeiten:

> *„Einer Einbindung anderer Organisationen in das First-Responder-Projekt der Feuerwehren ist grundsätzlich nichts entgegen zu halten, nur sollten die Mitglieder der anderen Organisationen in Folge Mitglieder bei der Feuerwehr werden und auch an einer feuerwehr-technischen Grundausbildung teilnehmen, da sonst eine Zweiteilung der Feuerwehr-Diensthabenden zu befürchten ist."*[27]

Insbesondere durch den zweiten Teil des Satzes wird deutlich, dass gewissermaßen eine Führungsrolle der Feuerwehr im First-Responder-Dienst gesehen wurde und das also auch in den Fällen, in denen der First-Responder-Dienst an einem Ort von mehreren Organisationen getragen wurde. Diese Forderung konnte allerdings kaum dazu geeignet sein, eine Hilfsorganisation wie das BRK (die größte in Bayern mit einer führenden Rolle im Rettungsdienst) zu einer Teilnahme zu bewegen. Vor allem der Anspruch, dass Angehörige der Hilfsorganisationen Feuerwehrmitglieder werden sollten, wenn sie als First Responder tätig werden wollten, musste in den Augen der beispielsweise höheren BRK-Gremien eher wie der Versuch einer schleichenden Übernahme aussehen. Als Feuerwehrangehörige wären die First Responder der Organisation folglich automatisch in die Weisungsstruktur der Feuerwehr eingebunden. Dennoch sollte der First-Responder-Dienst grundsätzlich auch – nach Ansicht der beiden Münchener Notärzte – allen hierzu geeigneten und bereiten Organisationen offen stehen. Wie dann die jeweilige Kooperation vor Ort aussehen sollte, konnte letztlich durch individuelle und lokale Vereinbarungen organisiert werden. Wesentlich wichtiger erschien, dass sich alle Beteiligten auf einen einheitlich hohen Qualitätsstandard einigten.

Die bisherigen Einsatzerfahrungen aus dem Pilotprojekt hatten – ungeachtet des reibungslosen Funktionierens des Gesamtsystems – auch Spannungsfelder mit dem Rettungsdienst und den durchführenden Rettungsorganisationen erzeugt, mit denen allerdings auch von vornherein zu rechnen war.[28] Auch wenn gewisse Vorbehalte zumindest im Bereich des Pilotprojekts allmählich ausgeräumt werden konnten, bestand dennoch die Gefahr, dass diese Bedenken vielfach verstärkt wieder zutage kommen würden, sollte die Feuerwehr landesweit und flächendeckend in den First-Responder-Dienst einsteigen. Beizulegen war dieser Konflikt auf lange Sicht sicher nur auf der Basis einer gleichberechtigten Zusammenarbeit im First-Responder-Wesen sowie einer sichtbar konsequenten Einhaltung der Linie, wonach der First Responder den Rettungsdienst nur ergänzen und nicht ersetzen sollte. Auch die Festschreibung einer Führungsrolle der Feuerwehr erschien so nicht ratsam, auch wenn sich die Feuerwehr aufgrund ihrer landesweit einzigartig flächendeckenden Struktur als die Organisation zur Übernahme solcher Aufgaben geradezu anbot.

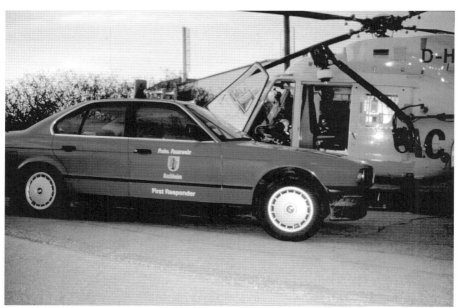

Abb. 2: Rettungsdienst und First Responder bei der Zusammenarbeit

4.3 Fazit

Ausgehend von mehreren Standpunkten bei der Auswertung des einjährigen Pilotprojekts kann man schlussfolgernd folgende Ergebnisse und Konsequenzen festhalten:

- Der Einsatz von First Respondern ermöglicht eine signifikante Verkürzung der Hilfsfrist für Notfallpatienten sowie eine daraus resultierende deutliche Verkürzung des therapiefreien Intervalls vom Notruf bis zum Eintreffen des Rettungsdienstes.
- Bei entsprechender Ausbildung und Ausrüstung sind die First Responder in der Lage, durch ihre Maßnahmen der erweiterten Ersten Hilfe das Patienten-Outcome zu verbessern. So vermerken die Protokolle des Rettungsdienstes im Geltungsbereich des Pilotprojekts in 37% der Fälle eine Verbesserung des Patientenzustands, in 42% eine Stabilisierung auf dem jeweiligen Niveau und in keinem einzigen Fall eine Verschlechterung des Patientenzustands.
- Am signifikantesten und entscheidendsten wirkt sich der Zeitvorsprung der First Responder bei vital bedrohten und reanimationspflichtigen Patienten aus. Dies macht die Frühdefibrillation gegen den plötzlichen Herztod nach vorausgegangenem Kammerflimmern zu einem unverzichtbaren Element der erweiterten Erste Hilfe durch First Responder. In der Pilotstudie wurde klar nachgewiesen, dass bei entsprechender Aus- und Fortbildung sowie bei permanenter Qualitätskontrolle durch ärztliche Leiter die Durchführung der Frühdefibrillation den First Respondern übertragen werden kann.
- Ebenso klar nachweisbar und messbar ist der durchschnittliche Zeitvorsprung der First Responder vor dem Rettungsdienst in etlichen Fällen sogar dann, wenn sich eine Rettungswache am selben Ort befindet.
- Unabhängig von den im First-Responder-Dienst tätigen Einzelorganisationen stellt sich die Forderung nach einer einheitlichen Standardisierung von Organisation, Alarmierungsweg, Ausbildung und Ausrüstung von First-Responder-Gruppen. Dies ist notwendig, um ein einheitliches Niveau von Qualität und Effektivität sicherzustellen und dem Begriff „First Responder" einen definierten Inhalt zu geben sowie ihn als eine Art Gütezeichen erscheinen zu lassen.
- Als medizinische Mindestqualifikation gilt der 72-Stunden-Sanitätskurs zuzüglich Aus- und Weiterbildung in Frühdefibrillation.
- Für eine Qualitätskontrolle, aber auch für eine statistische Auswertung der First-Responder-Einsätze sowie zur Erleichterung der Zusammenarbeit mit dem Rettungsdienst muss eine einheitliche und lückenlose Dokumentation der Einsätze erfolgen. Es empfehlen sich NACA-Score zur Patienteneinteilung und das DIVI-Protokoll.
- Zum effektiven Einsatz der First Responder benötigt die Rettungsleitstelle klare Richtlinien nach Indikationskatalog. Ein direkter Alarmierungsweg der First Responder durch die Rettungsleitstelle ist am ehesten dazu geeignet, Zeitverlusten bei der Alarmierung vorzubeugen.
- Die First Responder treten in keiner Weise in Konkurrenz zum Rettungsdienst, sondern verstehen sich als ergänzendes Element.

- Um alle Vorteile eines First-Responder-Systems zugunsten des Notfallpatienten ausspielen zu können, ist eine 24-stündige Alarmsicherheit des Systems nötig. Diese zu gewährleisten, ist aber wiederum nur unter besonderen personellen Voraussetzungen möglich. Die drei Feuerwehren des Pilotprojekts hatten dieses Problem durch Einbeziehung ihrer hauptamtlichen Gerätewarte gelöst. Keine First-Responder-Gruppe sollte deshalb weniger als zehn Mitglieder haben.
- First Responder stoßen bei entsprechenden Erfolgen sehr schnell auf eine weitreichende Akzeptanz in der Öffentlichkeit, schaffen damit aber auch eine Erwartungshaltung, die das First-Responder-System durch dauerhafte Zuverlässigkeit erfüllen muss. Eine Abschaffung eines einmal eingerichteten Systems ist kaum denkbar. Die Übernahme dieser Aufgabe erfordert also ein hohes Verantwortungsbewusstsein.
- Für die Einsatztaktik der First Responder werden Zwei-Mann-Trupps sowie Fahrzeuge mit Sondersignal und Funkverbindung zum Rettungsdienst und eine eigene Kennzeichnung der Trupps als optimal angesehen.
- Für den Einsatz von Freiwilligen Feuerwehren als Durchführende von First-Responder-System sprechen mehrere Argumente:
  - Feuerwehren verfügen von Haus aus über eine flächendeckende Struktur in ihren Heimatgemeinden, garantieren eine 24-stündige Alarmsicherheit, verfügen über Gebäude, Fahrzeuge, Kommunikationsmittel und – in der Regel – über einen hohen Personalstand. Ihre Angehörigen wohnen am Ort, sind daher ortskundig und schnell verfügbar. In ihrer Ausrüstung befinden sich bereits medizinische Komponenten, die nur für den First-Responder-Dienst ergänzt werden müssen.
  - Organisation, Arbeitsweise und Struktur des Rettungsdienstes sind den Angehörigen der Feuerwehr bereits von ihren anderen Arbeitsfeldern bekannt.
  - First-Responder-Systeme müssen auf einer gesicherten finanziellen Grundlage stehen. Eine Refinanzierung über die Krankenkassen analog zum Rettungsdienst steht derzeit nicht zur Debatte. Ressourcen, die in bestimmbarem Maße bereits vorhanden sind und auf festen Etats beruhen (so wie bei der kommunal finanzierten Feuerwehr), können somit entscheidend für das Gelingen von First-Responder-Systemen sein.
  - Die First-Responder-Tätigkeit lässt sich nicht als Pflichtaufgabe auf die Feuerwehren übertragen, weil hierfür die gesetzlichen Grundlagen fehlen und vor allem nicht alle Feuerwehren über die nötigen Voraussetzungen verfügen.
  - Die Übernahme von First-Responder-Aktivitäten auf freiwilliger Basis durch Feuerwehren ist zumindest in Bayern juristisch und versicherungsrechtlich abgedeckt. In Bayern gibt es beispielsweise mehr als 280 Rettungswachen, aber mehr als 8 000 Ortsfeuerwehren. Das bedeutet, dass schon durch die reine Freiwilligkeit eine hohe flächendeckende Wirkung erreicht werden könnte.
  - Die Kooperation von Hilfs- und Rettungsorganisationen mit den Feuerwehren und die Vernetzung von deren First-Responder-Aktivitäten ist anzustre-

ben. Damit sollen Vorbehalte auf beiden Seiten abgebaut, die First-Responder-Konzepte auf eine noch breitere Grundlage gestellt und das Know-how beider Seiten noch effizienter genutzt werden.
- Als völlig falsche Interpretation des First-Responder-Gedankens müsste gelten, wenn unter Hinweis auf flächendeckend existierende First-Responder-Systeme der Ausbau des Rettungsdienstes gestoppt oder verzögert würde. Der First Responder ersetzt den Rettungsdienst nicht. Seine Erfolge bei der schnellen Versorgung von Notfallpatienten können nur im Zusammenwirken mit einem flächendeckend operierenden Rettungsdienst ausgeschöpft werden.
- Durch die Einführung von First Respondern können „weiße Flecken" auf der Einsatzkarte des Rettungsdienstes ermittelt und statistisch ausgewertet werden.

Anmerkungen:
1 Abschlußbericht der Kreisbrandinspektion München zum Pilotprojekt First Responder im Landkreis München, S 2 ff.
2 ebd.
3 ebd.
4 ebd.
5 ebd.
6 ebd.
7 ebd.
8 ebd.
9 ebd.
10 ebd.
11 ebd.
12 ebd.
13 ebd.
14 ebd., Anlage 9, Abschlußbericht der Branddirektion München
15 ebd., Anlage 1, Schreiben der Kreisbrandinspektion München vom 18.8.1994 mit den Teilnahmebedingungen
16 ebd.
17 ebd., Anlage 8, Abschlußbericht aus medizinischer Sicht
18 ebd.
19 ebd.
20 ebd.
21 ebd.
22 ebd.
23 ebd.
24 ebd., „Einem Wildwuchs ist (...) durch eine Standardisierung des Konzeptes First Responder unbedingt vorzubeugen," hieß es dazu im ärztlichen Abschlussbericht.
25 ebd.
26 ebd.
27 ebd.
28 ebd., „.... die Zusammenarbeit mit den Rettungsdiensten gestaltete sich, wie bei allen Neuerungen, zunächst etwas schwierig, da zunächst in den First Respondern ein Konkurrenzunternehmen gesehen wurde", hieß es dazu im ärztlichen Abschlussbericht.

5 Eine Idee schlägt Wellen: die Folgezeit

Wenige Wochen nach Abschluss des Pilotprojekts entschloss sich die Freiwillige Feuerwehr im Landkreis München, ihren ermutigenden Auswertungsbericht dem Fachpublikum in Deutschland durch eine Veröffentlichung in der Fachpresse zugänglich zu machen. In der Ausgabe der Zeitschrift *Rettungsdienst* vom Januar 1996 wurde eine Originalarbeit der Autoren dieses Buches publiziert, in welcher Konzeption, Verlauf und Auswertung des Pilotprojekts zusammenfassend dargestellt wurden.[1] Die Resonanz auf diese Veröffentlichung übertraf alle Erwartungen: Allein im ersten Monat nach dem Erscheinen der Zeitschrift konnten mehr als 60 Anfragen aus dem gesamten Bundesgebiet – ausnahmslos von Angehörigen des Rettungsdienstes und der Feuerwehren – verzeichnet werden. Mehrere Zeitschriften und Magazine – unter ihnen der renommierte *brandschutz* – richteten Nachdruckbegehren an Verlag und Autoren. Das niederländische Magazin *NTSR*, Fachorgan des dortigen Rettungsdienstes, übersetzte den First-Responder-Beitrag ins Holländische und veröffentlichte ihn als Titelgeschichte in einer seiner Ausgaben des Jahrgangs 1996. Die Verfasser selbst erhielten mehrere Angebote, auf Fachtagungen und Kongressen in Deutschland und Österreich zu diesem Thema zu sprechen. Zwei namhafte Hersteller von halbautomatischen Defibrillatoren, ein Medizingeräteproduzent und sogar ein Hersteller von Rettungsgeräten dachten über mögliche Kooperationen zwischen ihren Unternehmen und dem First-Responder-Dienst nach und informierten sich in diesem Rahmen umfassend über Idee, Verlauf und Ergebnisse des First-Responder-Pilotprojekts.

Diese Entwicklung zog auch merkwürdige Geschehnisse nach sich: Ein auf privater Basis betriebener Verein zur Verbreitung der Kenntnisse über Erste Hilfe bemühte sich – wenn auch von vornherein vergebens – die First-Responder-Konzepte für sich zu vereinnahmen und diese so gewissermaßen vereinsrechtlich „unter seinen Schutz" zu stellen. Eine Rettungsorganisation wurde bei der Bezirksregierung von Oberbayern vorstellig, um deren verblüfftem Vertreter treuherzig zu versichern, dass es das Problem der mitunter zu langen Hilfsfristen des Rettungsdienstes eigentlich gar nicht gäbe (was als eine fast grotesk anmutende Aktion zu bezeichnen ist angesichts der Tatsache, dass mit dem Pilotprojekt, dessen Ergebnisse der Bezirksregierung ebenfalls vorlagen, gerade das Gegenteil wissenschaftlich bewiesen worden war). Der Bürgermeister einer Gemeinde im südlichen Landkreis München wiederum fühlte sich veranlasst, dem Kreisbrandrat des Landkreises München zu gratulieren, weil dieser nun klar gegen die Bestrebungen mancher Feuerwehren Stellung bezogen habe, auf dem First-Responder-Gebiet tätig zu werden. (Eigentlich sollte davon ausgegangen werden können, dass kommunale Spitzenvertreter ihre Korrespondenzen auf etwas stabilerer und vor allem korrekter Datenbasis verfassen.) Aber wie auch immer: Eine Diskussion war in Gang gesetzt worden, die die Wucht einer Lawine entwickelte und noch heute weitergeführt wird.

Diese Diskussion bewies eines ganz klar: In ganz Deutschland, wo eines der renommiertesten Rettungsdienstsysteme der Welt besteht, gab es das Problem der mitunter zu langen Hilfsfristen. Überall versuchten die Beteiligten, mit dezidierten Überlegungen dieses Problem zu lösen und dem Notfallpatienten, der darunter zu leiden hatte, die richtige Hilfe noch schneller zu bringen. Dass sich die Feuerwehr aufgrund ihrer Struktur besonders gut zur Durchführung solcher Systeme organisierter Erster Hilfe eignete, wurde von vielen in dieser Diskussion genauso angeführt wie auch die Tatsache, dass auch alle anderen Hilfsorganisationen die Aufgabe übernehmen könnten, wenn sie die dafür nötigen Voraussetzungen schaffen würden.

Durch die Publikmachung des Pilotprojekt-Themas wurde schließlich auch die Diskussion zur Frühdefibrillation wiederbelebt. Nachdem einmal unter ärztlicher Leitung und Aufsicht an einem Ort nachgewiesen worden war, dass diese Maßnahme auch Sanitätshelfern übertragen werden konnte, war eine Behauptung des Gegenteils zumindest nicht mehr ganz so einfach wie zuvor.

5.1 Die Folgezeit: die Freiwillige Feuerwehr im Landkreis

Die Erfolgsbilanz des Pilotprojekts hatte den Weg geebnet, den First-Responder-Dienst der Feuerwehren Aschheim, Ober- und Unterschleißheim als ständige Einrichtung zu einem neuen Glied der Rettungskette zu machen. Im Jahresbericht 1996 der Freiwilligen Feuerwehr München-Land erschien in der Einsatzstatistik die Rubrik „First-Responder-Einsätze" erstmals und wird seitdem weitergeführt. Diese Statistik ist in zweierlei Hinsicht bemerkenswert: Zum einen stellt sie die First-Responder-Arbeit der Feuerwehren gleichberechtigt neben die klassischen Einsatzarten wie Brandbekämpfung und Technische Hilfeleistung. Zum anderen ist die Betrachtung der Einsatzzahlen interessant: Im ersten Jahr des regulären First-Responder-Betriebs (1996) gab es für die First Responder 604 Alarmierungen, 1997 bereits 622. 1999 führten die First Responder 845 Einsätze aus.[2] Die Steigerung der Anzahl der Alarmierungen ist ein signifikantes Zeichen dafür, dass das System funktioniert und dass es aufgrund seiner hohen Effizienz bei der Rettungsleitstelle München auf eine ebenso hohe Akzeptanz stößt. Gleichermaßen wird damit deutlich, dass es selbst im Ballungsraum München nicht gelungen ist, das Problem mitunter zu langer Hilfsfristen mit den Möglichkeiten des Rettungsdienstes allein zu bewältigen.

Bei den Feuerwehren im Landkreis München hat schließlich der First-Responder-Dienst das bis dahin eher klassische Einsatzspektrum nachhaltig und auf Dauer verändert. 1996 beispielsweise hatten die Wehren insgesamt 5 506 Alarmierungen, 622 davon die First Responder. 1997 hatten die Wehren 6 434 Einsätze, 604 davon nur die First-Responder-Gruppen. 1999 lauteten die Vergleichszahlen 8 739 und 845. Im Gesamtvergleich der Einsatzstatistik machten die First-Responder-Einsätze also in jedem Jahr einen Anteil von 10% aller Feuerwehreinsätze im Landkreis München überhaupt aus und das, obwohl während der ersten Jahre nur drei von 52 Feuerwehren diesen Dienst ausübten. 1995 kam die Freiwillige Feuerwehr Großhelfendorf im Südosten von München hinzu, 1999 die Feuerwehr der Stadt Garching (Nachbargemeinde von Oberschleißheim). Werden die Feuerwehren, die First-Responder-Dienst betreiben, einzeln betrachtet, so ergibt sich ein noch deutlicheres Bild: Durchschnittlich 30 bis 40 Prozent aller ihrer Einsätze entfallen auf den Bereich der First Responder. Diese Entwicklung kann langfristig nicht ohne Auswirkungen auf die Arbeitsweise und das Selbstverständnis der Feuerwehren bleiben.[3]

Das Selbstverständnis der Feuerwehren lässt sich nur noch in abnehmender Tendenz aus der ureigensten Aufgabe allein – der Brandbekämpfung – herleiten. Die Zahl der Brandeinsätze der Freiwilligen Feuerwehr im Landkreis München betrug im Jahr

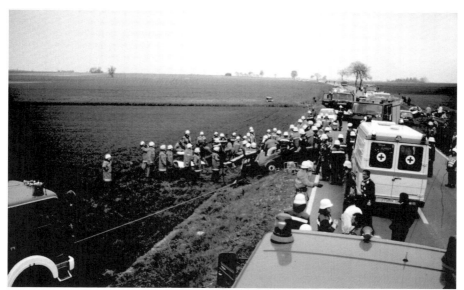
Abb. 1: Rettungsdienst und Feuerwehr am Einsatzort

1996 399, ein Jahr später 496, 1999 549. Sie lag also immer deutlich unter der Zahl der First-Responder-Einsätze und machte deutlich weniger als 10% der Gesamteinsätze aus. Anders die Zahl der Technischen Hilfeleistungen, die sich zu einem guten Teil aus der Unterstützungsarbeit für den Rettungsdienst zusammensetzen: Mit 2 614 Einsätzen im Jahr 1996, 3 676 im Jahr 1997 und 5 151 im Jahr 1999 machte sie jedesmal den Hauptanteil aller Feuerwehreinsätze aus. Daraus sollte allerdings nicht die Schlussfolgerung entstehen, dass die Feuerwehr deshalb die Aufgabe des Brandschutzes in Frage gestellt hat. Letztlich hat sich nur ihr Einsatzspektrum den Veränderungen der Zeit und den daraus resultierenden veränderten Anforderungen an die Arbeit angepasst. Ähnliche Entwicklungen sind auch in Industrie- und Dienstleistungsfirmen oder in staatlichen Behörden festzustellen. Es kann also durchaus der Fall eintreten, dass der First-Responder-Dienst eines Tages auch als historisch gewachsene Aufgabe der Feuerwehr betrachtet wird.

Adolf Fritz ist Kreisbrandrat der Freiwilligen Feuerwehren im Landkreis München; während seiner Amtszeit erfolgte der Einstieg in den First-Responder-Dienst. Er sieht diese Tätigkeit bereits als eine „Kernaufgabe der Zukunft", die weiterentwickelt werden muss: „Die First-Responder-Tätigkeit rundet das Spektrum der Hilfeleistungen der Feuerwehr für die Bürger unter Einschluß der Ersten Hilfe ab." Aufgrund ihrer Struktur sei die Freiwillige Feuerwehr für diese Aufgabe besonders prädestiniert und werde „am Ort immer die schnellste Einheit sein". Die Auswirkungen, die ein weiterer Ausbau der First-Responder-Aktivitäten auf die Feuerwehren mit sich bringt, beurteilt er positiv: Ausbildung und Dienst des First Responders steigerten die Qualität der Feuerwehrarbeit und damit auch die Motivation der Feuerwehrleute. Ob ein First-Responder-System eingeführt und auf Dauer durchgehalten werden könne, müsse aber natürlich jede Freiwillige Feuerwehr für sich entscheiden.[4]

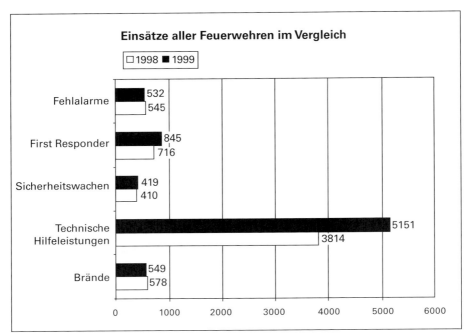

Abb. 2: Anzahl der Einsätze der Freiwilligen Feuerwehr München-Land 1998/1999

(aus: Jahresbericht der Kreisbrandinspektion (2000) S. 27)

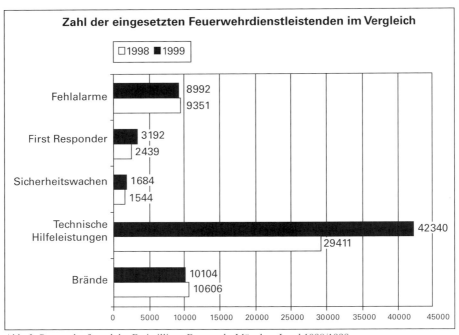

Abb. 3: Personalaufwand der Freiwilligen Feuerwehr München-Land 1998/1999

(aus: Jahresbericht der Kreisbrandinspektion (2000) S. 28)

Art der Einsätze aller Feuerwehren im Landkreis München	Zahl der Einsätze *)		Zahl der eingesetzten Dienstleistenden		Gesamtzahl der aufgewendeten Stunden	
	1998	1999	1998	1999	1998	1999
Brände	578	549	10 606	10 104	15 175	13 754
Technische Hilfeleistungen	3 814	5 151	29 411	42 340	33 144	45 224
Sicherheitswachen	410	419	1 544	1 684	9 058	9 968
First Responder	716	845	2 439	3 192	1 053	1 508
Fehlalarme	545	532	9 351	8 992	5 128	4 940
Gesamtsummen	**6 063**	**7 496**	**53 351**	**66 312**	**63 558**	**75 394**

*) lt. Meldung an die Regierung von Oberbayern entsprechend EDV-Programm BASIS

Tab. 1: Aufwand der Feuerwehrdienstleistenden (aus: Jahresbericht der Kreisbrandinspektion (2000) S. 27)

Im Landkreis München entschieden sich nach Aschheim, Ober- und Unterschleißheim zwei weitere Freiwillige Feuerwehren für den Einstieg in den First-Responder-Dienst: Großhelfendorf und Garching. So stehen fünf Jahre nach Beendigung des Pilotprojekts fünf von 52 Wehren im Landkreis München im ständigen First-Responder-Einsatz.

Trotz dieser nur fünf betriebenen First-Responder-Systeme übertreffen deren Einsatzzahlen bereits die Zahlen der Brandeinsätze im gesamten Kreis. Dass dieser Umstand nicht mit einer signifikanten Zunahme bei den Einsatzstunden gleichzusetzen ist, zeigen obige Tabelle 1 sowie Abbildungen 2 und 3, welche den jeweiligen zeitlichen Aufwand nach Anzahl der Einsätze und eingesetztem Personal aufschlüsselt und miteinander vergleichen.

5.2 Das Beispiel Großhelfendorf

Wenn die Regel gilt, dass sich First-Responder-Systeme besonders zur Ergänzung des Rettungsdienstes im ländlichen Raum eignen, dann ist die Ortschaft Großhelfendorf in der südöstlichen Ecke des Landkreises München ein Paradebeispiel für diese These. Großhelfendorf gehört zur Gemeinde Aying mit etwa 3 400 Einwohnern, die – der ländlichen Struktur dieser Gemeinde entsprechend – in vier größeren Ortsteilen und 14 Weilern leben, welche sich wiederum auf eine Fläche von 54 km^2 verteilen. Die nächsten Rettungswachen in Sauerlach und Ottobrunn liegen – von Großhelfendorf aus gesehen – 16 bzw. 18 Kilometer weit entfernt. Der nächstgelegene Notarztstützpunkt am Kreiskrankenhaus München-Perlach ist mehr als 25 Kilometer entfernt.

In der Praxis bedeutet dies, dass durchschnittliche Eintreffzeiten des Rettungsdienstes von 15 Minuten keine Seltenheit darstellen. Kommen ungünstige Witterungslagen hinzu, die auf Land- und Kreisstraßen – vor allem während des Winters – besonders zum Tragen kommen, kann das Eintreffen noch länger dauern. Angesichts solcher langen Hilfsfristen hätte z.B. ein Reanimationspatient im Bereich Großhelfendorf nur sehr geringe Überlebenschancen.

Unter diesem Eindruck entwickelte die Freiwillige Feuerwehr Großhelfendorf bereits 1993 – also sogar ein Jahr vor dem Start des Pilotprojekts in ihrem Landkreis – erste Überlegungen und Konzepte zur Überbrückung langer Hilfsfristen des Rettungsdienstes mit sogenannten Erste-Hilfe-Trupps. Lag auch bereits damals die Sinnhaftigkeit dieser Bemühungen klar auf der Hand, so scheiterte die Umsetzung der Großhelfendorfer Konzepte zunächst an politischen Widerständen. Die Argumente, die den Großhelfendorfern damals entgegengehalten wurden, unterschieden sich kaum von den Vorbehalten, die später gegen das Pilotprojekt ihrer Kollegen im nördlichen Teil des Landkreises geäußert werden sollten. Die breite Basis aus Freiwilliger Feuerwehr, Berufsfeuerwehr, Rettungsleitstelle, Gemeinden und Landkreis, auf die das Pilotprojekt von Anfang an gestellt wurde, fehlte den Großhelfendorfern. D.h., dass in diesem Fall den Erste-Hilfe-Trupps durch ein unzureichendes „political engineering" der Durchbruch verwehrt wurde. Die frühen Großhelfendorfer Pläne wurden erst durch das First-Responder-Pilotprojekt wiederbelebt, dem sich die Feuerwehr Großhelfendorf logischerweise anschließen wollte. Diese Absicht scheiterte nun zunächst an einem anderen Aspekt: Das Konzept der Erste-Hilfe-Trupps hatte weder die Integration der Frühdefibrillation beinhaltet noch den Standard der 72-Stunden-Sanitätsausbildung für alle Feuerwehrleute im First-Responder-Dienst. Obwohl die Großhelfendorfer also eigentlich zu den Vorläufern des First-Responder-Konzepts gehörten, mussten sie nun zunächst aus Gründen des notfallmedizinischen Qualitätsstandards ausgeschlossen bleiben. Das sollte sich aber – zum Vorteil für alle Beteiligten – sehr schnell ändern. Im Mai 1995 hatten die Großhelfendorfer das Einsatzkonzept sowie den Ausbildungs- und Ausrüstungsstandard der anderen Feuerwehren übernommen und begannen ihren First-Responder-Dienst mit großem Erfolg. Heute umfasst ihr First-Responder-Team 14 von 94 Feuerwehrleuten. 40% aller Einsätze dieser Wehr entfielen 1997 beispielsweise auf den First-Responder-Dienst; das ist ein Beleg dafür, wie richtig auch die frühen Großhelfendorfer Ideen waren und wie hoch der Bedarf an einer Ergänzung des Rettungsdienstes gerade in dieser ländlichen Region ist. Für 1998 sind immerhin 129 Einsätze verzeichnet worden. Bemerkenswert ist die Tatsache, dass die Großhelfendorfer Wehr eine 24-stündige Alarmsicherheit garantieren kann, ohne über hauptamtliche Gerätewarte zu verfügen. Da ein Großteil ihrer First Responder im Gemeindebereich oder im Schichtdienst arbeitet, sind diese auch tagsüber greifbar. Hinzu kommt, dass die Großhelfendorfer First Responder immer als komplette Gruppe alarmiert werden, was stets die Verfügbarkeit mehrerer Einsatzkräfte am Einsatzort ermöglicht. Die Ausrückzeit liegt bei durchschnittlich 2,5 Minuten. Die Einsatzfähigkeit ist immer bereits dann gegeben, wenn das First-Responder-Fahrzeug mit wenigstens zwei Personen besetzt ist.

5.3 Das Beispiel Unterschleißheim

Neben vielen anderen grundlegenden Erkenntnissen sind im Rahmen des Pilotprojekts außerdem zwei Maximen aufgestellt worden, die sich auf die erhöhte Belastung der Feuerwehren durch den First-Responder-Dienst sowie auf die Zusammenarbeit mit anderen Hilfsorganisationen im First-Responder-Dienst beziehen. In geradezu revolutionärer Weise stellte die Freiwillige Feuerwehr Unterschleißheim eine Verbindung zwischen diesen beiden Aspekten her, und zwar in Richtung einer durchaus zukunftsweisenden Lösung.

Durch die Aufnahme des First-Responder-Dienstes mit 24-stündiger Alarmsicherheit an 365 Tagen im Jahr (seit Beginn des Pilotprojekts am 01.09.1994) hatten die Einsatzzahlen dieser Wehr um rund 30% zugenommen. Da die Unterschleißheimer Feuerwehr aber auch schon ohne First-Responder-Dienst zu der einsatzstärksten im Landkreis München zählte, stellte sich nach gewisser Zeit die Frage, ob dieses System nicht von noch mehr Beteiligten getragen werden könnte. Sollte sich diese Möglichkeit realisieren lassen, so die Grundüberlegung, würde sie nicht, wie vielleicht von manchen befürchtet, zu einer Aufweichung des First-Responder-Systems führen, sondern zu einer Stabilisierung. Das First-Responder-System würde seinen Charakter als langfristige und verlässliche Einrichtung besser bewahren können, wenn von vornherein die Gefahr entfiele, dass der First-Responder-Dienst eines Tages aus Gründen der Überlastung der ihn betreibenden Organisation eingeschränkt oder gar eingestellt werden müsste.

Aus diesem Grund öffnete die Freiwillige Feuerwehr Unterschleißheim ihren First-Responder-Dienst für zwei andere am Ort vertretene Hilfsorganisationen: für die Bereitschaft des Bayerischen Roten Kreuzes und die Ortsgruppe der Wasserwacht des Bayerischen Roten Kreuzes. Seitdem betreiben alle drei Organisationen diesen Dienst gemeinsam, und zwar auf den Einsatzfahrzeugen der Feuerwehr mit gemischten Teams. Die dienst- und versicherungsrechtlichen Belange, die aus dieser Konstruktion zwangsläufig erwachsen, konnten – wenn auch in aufwendigen Verfahren – geklärt werden.

Auch der Kreisverband München des Bayerischen Roten Kreuzes, der dem First-Responder-Dienst der Feuerwehr anfangs eher mit kritischer Distanz gegenüberstand, unterstützt inzwischen dieses System aktiv. Angehende First Responder aus Feuerwehr, Sanitätsdienst und Wasserrettung durchlaufen nun Ausbildung und Dienst gemeinsam. Wasserwacht- und Rotkreuzangehörige erlernen aus erster Hand die Grundregeln der Brandbekämpfung und Feuerwehrleute die Organisation von Sanitäts- und Rettungsdienst. Teilweise sind Doppelmitgliedschaften zwischen den Organisationen entstanden. Wenn die Beteiligten nur im Rahmen ihrer eigenen Organisation gedacht und gehandelt hätten, wäre dieses zukunftsweisende Modell der lebendigen Synergien heute noch nicht realisiert worden.

„Wir haben das First-Responder-System nie als feuerwehreigene Einrichtung definiert, sondern auch als originäre Aufgabe der Hilfsorganisationen", begründet der Leiter der Freiwilligen Feuerwehr Unterschleißheim, Hermann Bayer, diesen Schritt.[5] BRK-Bereitschaftsleiter Markus Koterba äußerte sich nicht nur positiv über die „problemlose Zusammenarbeit", sondern auch über die First-Responder-Initiative der

Feuerwehr überhaupt: „Uns daran zu beteiligen, war von Anfang an ein gegebenes Ziel der BRK-Bereitschaft."[6] Die Wasserwacht, die ebenso wie die Bereitschaft zunächst acht Einsatzkräfte für den First-Responder-Dienst stellte, sieht im First-Responder-Dienst „eine naturgemäße Aufgabe für eine Rettungsorganisation am Ort" und im Unterschleißheimer interdisziplinären Ansatz „einen Beitrag zur Vernetzung der Hilfsorganisationen". Letztere müssten übrigens in jedem Fall auf den Gebieten Rettungsdienst und Katastrophenschutz – und auch notfalls unvorbereitet – zusammenarbeiten.[7] Von einem weiteren Effekt berichten die drei Organisationen, die die Aufforderung zur Kooperation bei First-Responder-Systemen ernst genommen haben: Das große Echo der First Responder in der Lokalpresse hat ihnen zu höherem Ansehen verholfen, was sich nicht zuletzt in gestiegenen Aktivenzahlen ausdrückt. Das dient wiederum einer Stärkung des Gesamtsystems First Responder.[8]

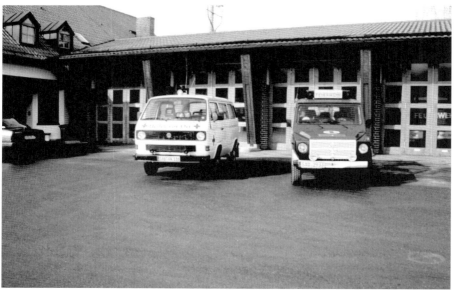

Abb. 4: Schon an vielen Orten gemeinsam im Dienst für den Notfallpatienten: Fahrzeug des Feuerwehr-First-Responder-Dienstes und Fahrzeug der Helfer-vor-Ort-Organisation des BRK

5.4 Das Beispiel Wasserwacht Feldkirchen

Als die Freiwilligen Feuerwehren im nördlichen Landkreis München zu Beginn des Jahres 1994 mit der Planung ihres First-Responder-Pilotprojekts begannen, beschäftigte sich zeitgleich auch eine weitere Hilfsorganisation in dieser Region mit annähernd identischen Konzeptionen. Die Ortsgruppe Feldkirchen der BRK-Wasserwacht hegte ebenfalls Pläne, eine Art First-Responder-Dienst ins Leben zu rufen.

Die Gemeinde Feldkirchen, in der diese Wasserwacht das Naherholungsgebiet „Heimstettener See" betreut, befindet sich im Nordosten des Landkreises München. Ihre östliche Nachbargemeinde heißt Aschheim, wo, wie bereits dargestellt, die örtliche Freiwillige Feuerwehr eine der drei Teilnehmerinnen des First-Responder-Pilotprojekts war. Die Wasserwacht befand sich aufgrund der geografischen Lage des zu betreuenden Gebiets in einer ähnlichen rettungsdienstlichen Situation wie die Feuerwehr in Aschheim. Aufgrund der Tatsache, dass die Wasserwacht Feldkirchen seit den 1970er Jahren im Gemeindebereich verantwortlich für die Wasserrettung war und darüber hinaus auch Großveranstaltungen sanitätsdienstlich absicherte, stellten die First-Responder-Überlegungen eine logische Fortsetzung dieser Aktivitäten dar. Hinzu kam die Tatsache, dass zahlreiche Wasserwacht-Aktiven ehrenamtlich auch im BRK-Rettungsdienst tätig waren und so von vornherein über die nötige Qualifikation und Erfahrung verfügten. Die Bereitschaft einer Hilfsorganisation gab und gibt es in Feldkirchen nicht.

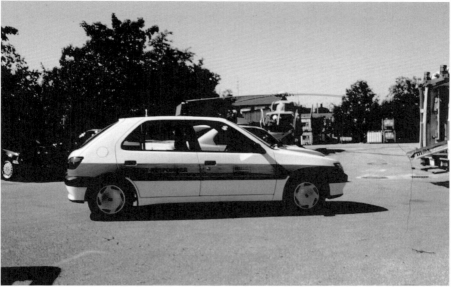

Abb. 5: First Response ist nicht an eine Organisation gebunden. Abgebildet ist hier ein Fahrzeug der Wasserwacht des Bayerischen Roten Kreuzes.

In dieser Situation gaben der Beginn des Pilotprojekts und die Tatsache, dass Angehörige einer benachbarten Feuerwehr diese Aufgabe bereits wahrnahmen, den First-Responder-Plänen der Wasserwacht einen entscheidenden Impuls. Bereits im Mai 1995 konnte der Wasserwacht-First-Responder-Dienst in der Gemeinde die Arbeit – einschließlich Frühdefibrillation und in 24-stündiger Alarmsicherheit – aufnehmen, was durch die vielen Schichtarbeiter in den Reihen der Wasserwacht-First-Responder möglich wurde. Drei Jahre später verfügte die Gruppe bereits über 22 Mitglieder, die vom BRK ausgebildet und mit einem eigenen Fahrzeug ausgestattet waren. Letzteres konnte aufgrund eines Sponsors und der regelmäßigen finanziellen Unterstützung durch die Kommune angeschafft werden. Alarmiert wurden diese First Responder übrigens – da sie schließlich einer Rettungsorganisation angehörten und nicht der Feuerwehr – von Anfang an direkt von der Rettungsleitstelle München. Die Einsatzzahlen zeigen, dass dieses Engagement seine Berechtigung hatte und sich letztlich auch für die Gemeinde rentierte: 1997 beispielsweise – also im dritten Jahr des Bestehens – wurden die First Responder zu 213 Einsätzen gerufen.

Interessant ist die Weiterentwicklung dieses Systems, das von 1995 bis 1999 ausschließlich auf den Schultern der Wasserwacht-Aktiven ruhte und dann aufgrund organisatorischer Probleme in eine Krise zu geraten drohte. Die Krise, die unter Umständen das funktionierende First-Responder-System hätte zum Erliegen bringen können, wurde dadurch gelöst, indem die Wasserwacht Feldkirchen ihren First-Responder-Dienst an die Freiwillige Feuerwehr abgab. Die Feuerwehr Feldkirchen war beim First-Responder-Dienst zunächst nicht über das Planungsstadium hinaus gekommen. Diese Entwicklung war also für sie vorteilhaft, weil sie der Feuerwehr einen prompten Einstieg in ein neues Gebiet ermöglichte, auf dem sie vom Knowhow der Wasserwacht profitieren konnte. Dem First-Responder-System ermöglichte diese Entwicklung den Fortbestand auf einer gesicherten Basis. Besonders auch die Gemeinde und die in ihr lebenden Menschen können sich über diese Entwicklung freuen.

5.5 Das Beispiel der BRK-Bereitschaft Planegg

Die Wasserwacht Feldkirchen blieb nicht das einzige First-Responder-Projekt des Roten Kreuzes im Landkreis München: In der Gemeinde Planegg, also genau in der entgegengesetzten Richtung im südwestlichen Teil des Landkreises, ergriff die dortige BRK-Bereitschaft die Initiative und nahm in der ersten Jahreshälfte 1996 den First-Responder-Dienst auf.

Die Planegger First-Responder-Einheit ist aus mehreren Gründen interessant. Abgesehen davon, dass sie vom Roten Kreuz und nicht von der Feuerwehr gestellt wird, unterscheidet sich schon ihr Einsatzgebiet strukturell ganz deutlich von allen bisher betrachteten Gemeinden. Im Gegensatz zu Aschheim, Feldkirchen, Oberschleißheim, Unterschleißheim und Großhelfendorf ist Planegg großstädtisch geprägt. Der Übergang zur benachbarten Landeshauptstadt München ist eher fließend und es fehlen ganz deutlich die ländlichen Komponenten (wie entlegene Ortsteile, Weiler, agrarische Wirtschaftsformen), wie sie in den anderen Regionen vorkommen. Zudem liegt Planegg relativ genau im Schnittpunkt der Einsatzradien von vier Rettungswachen (teils zum Rettungsbereich München, teils zu den benachbarten Bereichen gehörig) und könnte daher als rettungsdienstlich gut versorgt gelten. Trotzdem verzeichneten die Planegger First Responder aber beispielsweise für das Jahr 1997 – also im ersten vollen Jahr des First-Responder-Dienstes – allein 229 Einsätze, worunter auch etliche Alarmierungen für die Nachbargemeinden fielen. Nicht nur die Rettungsleitstelle München machte also von diesem Dienst Gebrauch, auch die benachbarte Rettungsleitstelle Fürstenfeldbruck akzeptierte und nutzte dieses Angebot. Letztlich sind die Planegger First Responder somit für ein Gebiet zuständig, in dem rund 30 000 Menschen leben.

Was ist nun in Bezug auf die Hilfsfristen angesichts der vier verfügbaren Rettungswachen im Umkreis festzustellen? Die BRK-Bereitschaft Planegg hat hier eine aussagekräftige Statistik geführt: Der durchschnittliche Zeitvorsprung der First Responder vor dem Rettungsdienst beträgt mehr als fünf Minuten. Hier bestätigt sich also die Beobachtung, die schon in Oberschleißheim gemacht wurde: Auch in solchen Fällen, in denen sich eine Rettungswache am Ort oder in nächster Umgebung befindet, kann die First-Responder-Einheit schneller als der Rettungsdienst eintreffen und entscheidend zur Verkürzung der Hilfsfrist und damit zur Verringerung des therapiefreien Intervalls beim Notfallpatienten beitragen.

Unterschiede zu den zuvor betrachteten Modellen gibt es in Planegg auch bei der Alarmierung und der Verfügbarkeit der First Responder für die Rettungsleitstelle. Alarmiert werden die Planegger – da sie zu einer Rettungsorganisation gehören – direkt von der Rettungsleitstelle, und zwar über Mobiltelefon. Dieser Umstand ist nicht nur der Tatsache zu verdanken, dass dadurch auf die Anschaffung eigener Funkmeldeempfänger verzichtet werden konnte. Auch das Problem von Funkschatten, wie sie im Rettungsdienstbereich München vorkommen können, wurde damit umgangen. Alarmiert werden kann die First-Responder-Einheit, die über AED-Gerät und ein eigenes Einsatzfahrzeug verfügt, täglich im Zeitraum von 18.00 Uhr abends bis 6.00 Uhr morgens sowie durchgehend an den Wochenenden. Diesem System wird man überall dort begegnen, wo sich der First-Responder-Dienst ausschließlich auf rein ehrenamtliche Kräfte stützt, die einer Rettungs- und Hilfsorganisation angehören. Im Gegensatz zu vielen Freiwilligen Feuerwehren verfügen diese über keine hauptamtlichen Gerätewarte und haben auch sonst keinen Zugriff zu den personellen und materiellen Ressourcen ihrer Kommune. In Planegg wurde also nach dem Prinzip der Realisierbarkeit des Machbaren verfahren und das – wie die Einsatzstatistik beweist – mit beträchtlichem Erfolg.

Von den rund 50 Aktiven, die der BRK-Bereitschaft Planegg angehören, versehen etwa 20% den First-Responder-Dienst. Dabei stellt sich die Frage, wie die rein Ehrenamtlichen diese Zusatzbelastung bewältigen, denn eine Sanitätsbereitschaft in einem riesigen Ballungsraum hat auch noch zahlreiche andere Aufgaben – von der Absicherung von Großveranstaltungen über den Katastrophenschutz bis hin zur Verstärkung des Rettungsdienstes – zu erfüllen.

„Die Bereitschaftsmitglieder erhalten durch die First-Responder-Einsätze auch die Bestätigung, daß sie gebraucht werden", erläutert Bereitschaftsleiter Robert Voit.[9] Dieses Argument bedarf einer eingehenderen Betrachtung. Letztlich sagt es aus, dass der First-Responder-Dienst eigentlich keine Belastung darstellen muss, sondern eher das Gefühl vermittelt, im Rahmen der Bereitschaftsarbeit eine wichtige und sinnvolle Funktion zu erfüllen. Dieser psychologische Effekt ist gerade für eine Bereitschaft in einer Gemeinde oder einem Vorort einer Stadt wie München bedeutsam. Eine Großstadt unterhält in aller Regel einen sehr umfassend ausgebauten Rettungsdienst und verfügt über eine Berufsfeuerwehr. Das heißt auch, dass die Alarmierungsschwelle für eventuelle Schnelleinsatzgruppen oder gar Einheiten des Katastrophenschutzes sehr hoch ist, weil es vergleichsweise lange dauert, bis die Kapazitäten von Rettungsdienst und Berufsfeuerwehr an ihren Grenzen angelangt sind. Dies wiederum bedeutet zwangsläufig, dass die Einheiten der Bereitschaften zu selten zum Einsatz kommen. Manche ihrer Aktiven stellen sich deshalb vielleicht die Frage nach dem Sinn ihrer in der Freizeit erbrachten Arbeit. Hinzu kommt, dass die staatlichen Mittel für den Ausbau des Katastrophenschutzes im zurückliegenden Jahrzehnt stark reduziert wurden und der ehrenamtliche Anteil am Rettungsdienst aufgrund seiner fortschreitenden Professionalisierung, die uneingeschränkt zu begrüßen ist, ständig sinkt. Die Welt der Sanitätsbereitschaften ändert sich also: Alte und vertraute Aufgaben verschwinden und neue können bzw. müssen an ihre Stelle treten, wenn weiterhin Sanitätseinheiten in unserem Land bestehen sollen, die über eine entsprechende Ausbildung, Erfahrungen und Know-how verfügen. In abgewandelter Form gelten diese Überlegungen auch für die Freiwilligen Feuerwehren, deren Einsatzzahlen im Brandschutz sinken oder stagnieren, während andere Einsatzgebiete an Bedeutung gewinnen. Der First-Responder-Ansatz geht hier weit über sein zentrales Anliegen hinaus und kann sinnstiftend für die künftige Arbeit ehrenamtlicher Hilfs- und Rettungsorganisationen sein.

5.6 Das Beispiel Berufsfeuerwehr München

Am 30. November 1996 hatten die Führungskräfte der Berufsfeuerwehr München einen besonderen Termin: Ihr Leiter, Oberbranddirektor Günther Hölzl, hatte sie zum Seminar „Erstdefibrillation" eingeladen. Die wissenschaftliche Leitung des Seminars, in dessen Verlauf alle Teilnehmer in der Erst- bzw. Frühdefibrillation ausgebildet werden sollten, oblag dem Notfallmediziner Dr. med. Karl-Georg Kanz. Kanz war mehr als zwei Jahre zuvor eine der treibenden Kräfte, die das First-Responder-Pilotprojekt der Freiwilligen Feuerwehren im nördlichen Landkreis München unterstützt hatten und vor allem vehement dafür eingetreten waren, die First Responder in der Frühdefibrillation auszubilden. Hölzl war als Chef der Berufsfeuerwehr auch der oberste Verantwortliche für die Rettungsleitstelle München und damit einer der wichtigsten Entscheidungsträger für den Rettungsdienst in München. Über diese beiden Funktionen hatte er das Pilotprojekt ebenso unterstützt wie im laufenden Betrieb gefördert. Unter den Referenten dieses Tages befand sich außerdem auch Maximilian Eichner, der damalige First-Responder-Leiter der Freiwilligen Feuerwehr Oberschleißheim. Er bestritt im Programm den Punkt „Einführung eines Erstdefibrillationsprogrammes". Auf Eichners Vortrag folgte das Referat „Ergebnisse des Pilotprojektes First Responder" welches vom Kreisbrandrat Adolf Fritz, dem Leiter der Freiwilligen Feuerwehren des Landkreises München, gehalten wurde.

Der Leser kann an dieser Stelle anhand der Gestaltung des Seminars durchaus berechtigt die Schlussfolgerung ziehen, dass die Berufsfeuerwehr München mit dieser Veranstaltung das Startsignal zur Einführung eines auf sie gestützten, flächendeckenden First-Responder-Programms unter Einschluss der Frühdefibrillation in der Landeshauptstadt Bayerns setzte. Oberbranddirektor Hölzl äußerte zu Beginn der Veranstaltung:

„Die Bekämpfung des plötzlichen Herztodes ist eine der wichtigsten Herausforderungen für die moderne Notfallrettung. (...) Ein großer Teil dieser Patienten könnte gerettet werden, wenn durch Ersthelfer moderne lebensrettende Sofortmaßnahmen rechtzeitig flächendeckend zum Einsatz kommen.

(...) (Denn) aufgrund der geringen Toleranz der menschlichen Gehirnzellen gegenüber Sauerstoffmangel muß bereits nach vier bis fünf Minuten mit einer Schädigung der Gehirnfunktion und nach zehn Minuten mit dem endgültigen Hirntod des Patienten gerechnet werden. Auch gut ausgestattete und gut organisierte Rettungssysteme stoßen bei diesen erforderlichen Einsatzzeiten rasch an ihre Grenzen."[10]

Diesen Worten folgten eine Erläuterung des Herzkammerflimmerns und eine Darstellung des Einsatzes eines AED „durch qualifizierte Ersthelfer". Abschließend zog Hölzl eine klare Schlussfolgerung:

„Automatische Externe Defibrillatoren ermöglichen eine effektive Bekämpfung des plötzlichen Herztodes bereits vor Eintreffen des Rettungsdienstes. Die Etablierung von Ersthelfersystemen der Feuerwehren sowie die Ausstattung von Einsatzfahrzeugen mit diesen Geräten stellt eine wichtige Aufgabe für die Zukunft dar."[11]

Den Tagungsunterlagen war unter anderem auch die Kopie eines im *Brandschutz* veröffentlichten Berichts über das First-Responder-Pilotprojekt der Feuerwehren Aschheim, Ober- und Unterschleißheim sowie detaillierte Einführungen in die Themen „First Responder" und „Erstdefibrillation" beigefügt, wobei zum letztgenannten Punkt auch auf Beispiele der Laiendefibrillation in den USA zurückgegriffen wurde.

Eine eindrucksvollere Pro-First-Responder- oder Pro-Frühdefibrillation-Demonstration wie eben in diesem Führungskräfteseminar der Berufsfeuerwehr wäre kaum denkbar gewesen. Mit dieser Veranstaltung stellte sich die bayernweit größte Feuerwehr und eine zugleich prägende Kraft im größten Rettungsdienstbereich des Freistaats hinter das First-Responder-Konzept und die Frühdefibrillation. Dieser Schritt konnte nicht ohne Auswirkungen auf die Durchsetzungsfähigkeit dieses Entwurfs in Bayern und möglicherweise ganz Deutschland bleiben. Würde die Berufsfeuerwehr München als Betreiberin von Rettungsleitstelle und Notarztdienst in München in diese Richtung einschwenken, so würde dies die Position der Skeptiker des First-Responder-Konzepts maßgeblich erschweren und seine Akzeptanz weiter deutlich erhöhen. Allerdings war die Argumentation der Berufsfeuerwehr im Vergleich zu der der Freiwilligen Feuerwehren auf dem flachen Land etwas unterschiedlich. Nicht die Überbrückung von mitunter zu langen Hilfsfristen des Rettungsdienstes generell war hier der Ansatzpunkt, sondern die effektivere Bekämpfung des plötzlichen Herztodes, also die Verkürzung des therapiefreien Intervalls bei den internistischen Notfällen mit der kürzesten erforderlichen Reaktionszeit. Dies sollte nicht als ein Abweichen von der ursprünglichen First-Responder-Konzeption gedeutet werden, sondern wohl eher als eine Anpassung der Konzeption an die Verhältnisse der Großstadt mit naturgemäß dichterer Rettungsdienstversorgung und kürzeren Hilfsfristen als im ländlichen Bereich.

Aber auch ohne diesen verlagerten Schwerpunkt macht der First-Responder-Ansatz der Berufsfeuerwehr Sinn in der Großstadt, denn auch dort ist es sehr schwierig, in einem Zeitraum von bis zu vier Minuten zum Patienten zu kommen. Die zahlreichen

Verkehrsstaus in München, Baustellen, Umleitungen, schlechte Straßenverhältnisse, eine ungenügende Beschilderung der Häuser etc. sind in dieser Millionenstadt als Unsicherheitsfaktoren nennen, die das zeitgerechte Eintreffen des Rettungsdienstes verhindern und durch Einsatz eines Vorausfahrzeugs der Feuerwehr minimiert werden können.

Auch der Leitstellenzuständige in der Oberbranddirektion München beurteilte den First-Responder-Betrieb der Berufsfeuerwehr nach rund einem halben Jahr Laufzeit als „eine Einrichtung von sehr hohem Niveau, die von uns ohne Einschränkungen befürwortet wird".[12] Angesichts der durchschnittlich 250 000 Einsätze pro Jahr, die die Integrierte Rettungsleitstelle München zu koordinieren hat, verwundert es nicht, dass die Disponenten gerne und bewusst auf dieses Instrument zurückgreifen, um Spitzenauslastungen des Rettungsdienstes kurzfristig und effektiv überbrücken zu können. Im ersten Halbjahr 1998 rückten die First Responder der Berufsfeuerwehr München beispielsweise 276 Mal aus, was naturgemäß im Vergleich deutlich weniger ist als bei ihren Kollegen von den Freiwilligen Feuerwehren, aber dann wieder als relativ häufig anzusehen ist, wenn man die hohe Rettungsdienstdichte Münchens in Betracht zieht.

Dieses klare und eindeutige Bekenntnis der Berufsfeuerwehr München zum First-Responder-System überhaupt, zur Technik der Frühdefibrillation durch Helfer im Speziellen und vor allem die Tatsache, dass die Berufsfeuerwehr diese Aufgabe grundsätzlich zu einer der Herausforderungen der Zukunft für ihre Organisation erklärte, war für die Weiterentwicklung der First-Responder-Systeme weit wertvoller als jede Statistik. Denn dadurch hatte sich eine bundesweit anerkannte Organisation von beträchtlichem Einfluss auf Feuerwehr und Rettungsdienst in die Reihen der First-Responder-Befürworter sowie -Förderer gestellt.

Noch ein weiteres greifbares Ergebnis, das hier nicht verschwiegen werden soll, hatte das Engagement der Berufsfeuerwehr München erreicht: Nach US-amerikanischem Vorbild und auf Anregung der Feuerwehr entstanden in der größten Münchener Behörde (Kreisverwaltungsreferat) First-Responder-Teams aus Beamten, die unter anderem auch in der Frühdefibrillation ausgebildet wurden und seitdem bei hausinternen medizinischen Notfällen in Aktion treten. Vom Beginn des Projekts im November 1997 bis Ende 2000 wurden insgesamt knapp 400 Ersthelfer geschult und in dem Gebrauch eines AED ausgebildet. Auch der Münchener Oberbürgermeister Christian Ude unterzog sich dem 16-stündigen Lehrgang und führt seitdem in seinem Dienstwagen einen halbautomatischen Defibrillator mit sich. Werden diese Ersthelfer auch nach den bisher verwendeten Definitionen vielleicht weniger als klassische First Responder betrachtet, so leisten sie doch unzweifelhaft eine Art der organisierten Ersten Hilfe, die es vorher nicht gegeben hat. Bemerkenswert ist dabei, dass alle zuvor reinen medizinischen Laien mit Erfolg in der Frühdefibrillation ausgebildet worden sind. Das ist wohl eine schwer zu verdauende Tatsache für alle diejenigen, die sogar den Gebrauch von AEDs auf Ärzte beschränkt wissen wollen. Dieser Schritt ist geradezu revolutionär für Deutschland; jedoch letztlich ist er auch nicht mehr als die Übernahme einer in den USA schon seit Jahrzehnten bewährten Praxis. Auch hier kann das First-Responder-System eine Schrittmacherfunktion für sich beanspruchen.

Die Ambitionen auf diesem Gebiet gehen in München noch weiter: Ein neues Projekt unter städtischer Leitung sieht vor, alle Münchener U-Bahnhöfe mit AED-Geräten auszurüsten und das analog zur organisatorischen Anbringung von Feuerlöschern an den Notrufsäulen der U-Bahn-Stationen. Im Gebrauch der AEDs sollen zunächst alle Schaffner sowie die Mitarbeiter des U-Bahn-Wachdienstes ausgebildet werden. Die Fahrgäste sollen mittels Videospots, die – meist zu Werbezecken – ständig auf den Info-Screens (Großbildschirme an den Wänden der Bahnhöfe) laufen, über das Projekt, dessen Sinn und die Handhabung der AEDs informiert werden.

5.7 Die Landesebene

Die Erfolge der First-Responder-Systeme der Freiwilligen Feuerwehren im nördlichen Landkreis München und die eindeutige Befürwortung der First Responder durch die Berufsfeuerwehr München trugen entscheidend dazu bei, dieses Konzept auf der bayerischen Landesebene der Feuerwehr populär zu machen und programmatisch zu verankern. „Die First-Responder-Tätigkeit ist somit eine Verbesserung der bisherigen Sofortmaßnahmen beziehungsweise der Ersten Hilfe, welche durch die Feuerwehr schon immer geleistet wurde", erklärte der Bayerische Landesfeuerwehrverband schon 1998 hierzu und brachte dieses Statement sogar auf der Homepage seines Internetauftritts ein.[13] Insgesamt waren dort den First-Responder-Systemen schon damals vier Seiten mit etlichen Links zu Feuerwehren mit First-Responder-Systemen gewidmet. 1998 wurden dort bereits – neben den schon bekannten – zwölf Wehren genannt, die First-Responder-Einheiten unterhalten, unter ihnen die Berufsfeuerwehren München, Würzburg, Ingolstadt und Nürnberg (nach München der Rettungsdienstbereich mit den höchsten Einsatzzahlen in Bayern). Im Jahr 2000 waren es bereits 28 Wehren. In zwei Fällen wird sogar erläutert, dass die genannte Feuerwehr ihr System gemeinsam mit den örtlichen BRK-Bereitschaften betreibt. Auf Landesebene wurden 1998 darüber hinaus – wie auch auf Bundesebene – Bestrebungen eingeleitet, einheitliche Regeln für den Feuerwehr-First-Responder hinsichtlich seiner Ausbildung und Qualifikation festzulegen, ähnlich wie es die ärztlichen Leiter des Pilotprojekts in ihrem Abschlussbericht empfohlen hatten. Zwischenzeitlich wurde der Ausbildungsplan der Münchener Landkreisfeuerwehren als Mindeststandard übernommen, der im Prinzip bis heute Gültigkeit hat und sich auch in den im Jahr 2000 verabschiedeten Richtlinien des Landesfeuerwehrverbandes wiederfindet: Er beinhaltet eine abgeschlossene Feuerwehrgrundausbildung einschließlich 32 Stunden Erste Hilfe plus 72 Stunden Sanitätsausbildung analog der der Hilfsorganisationen sowie die Ausbildung in der Frühdefibrillation unter ärztlicher Aufsicht plus die in sechsmonatigen Abständen vorgeschriebenen Refresher-Kurse, wobei der Landesfeuerwehrverband die Frühdefibrillation allerdings in jedem Fall als zwingend ansieht. Die Zielrichtung dieser Bestrebungen ist klar: Der Begriff „First Responder" soll danach nicht mehr beliebig verwendet werden, sondern eine Art Qualitätsmerkmal darstellen, ja fast eine Art Markenzeichen. Zeitgleich mit den Richtlinien zur Ausbildung verabschiedeten die bayerischen Feuerwehrärzte im August 2000 auch Richtlinien zur Ausrüstung der First Responder sowie einen Indikationskatalog für deren Alarmierung.

Indikationsliste für First-Responder-Einsätze in Bayern

- Atemstörung
- Bewusstlosigkeit
- starke Schmerzen über Herz und Lunge
- eingeklemmte und verschüttete Personen
- Absturz aus großer Höhe
- Unfälle mit erkennbaren schwer Verletzten oder mit *mehr als zwei* verletzten Personen
- starke Blutungen
- schwere Vergiftungen, *alle* Vergiftungen mit Kindern
- Verbrennungen oder Verätzungen größeren Ausmaßes oder Gesicht und Hände
- Elektrounfälle/Blitzschlag
- begründeter Verdacht einer anderweitigen Lebensbedrohung
- Ertrinkungsunfälle
- erhöhtes Rettungsdienstaufkommen (wenn der RTW nicht sofort greifbar ist)
- Nachbarbereich (überörtlich)
- Großschadenereignisse
- alle Unfälle auf den Bundesautobahnen

Tab. 2: Indikationsliste laut Empfehlung der bayerischen Feuerwehrärzte

„First Responder" soll – so ließe sich eine Formulierung finden – einen Feuerwehrmann mit rettungsdienstlicher Zusatzausbildung definieren, der in einem fest gefügten System organisierter Erster Hilfe zur Ergänzung des Rettungsdienstes tätig ist. Damit ist ausschließlich ein Feuerwehrmann gemeint und kein Sanitätshelfer einer Hilfs- oder Rettungsorganisation, selbst wenn er über die gleiche Ausbildung verfügen sollte. Mit dieser Auslegung soll dem Bayerischen Landesfeuerwehrverband beileibe nicht unterstellt werden, er wolle sich über die anderen existierenden Organisationen hinwegsetzen. Allerdings kann die Feuerwehr zwangsläufig nur Regeln und Leitlinien für sich selbst aufstellen, nicht für andere Organisationen mit vergleichbaren Aufgabengebieten wie das Technische Hilfswerk, das Rote Kreuz, die Malteser, Johanniter, der Arbeiter-Samariter-Bund oder die DLRG. „First Responder" könnte, wenn er rein von der Feuerwehr definiert und realisiert wird, dadurch zwangsläufig zu einer festen Einrichtung der Feuerwehr werden. Dies könnte wiederum bedeuten, dass die First Responder anderer Organisationen dann nicht mehr unter diese Begrifflichkeit fallen. Würde es bei einer solchen Entwicklung bald „Feuerwehr-First-Responder", „BRK- oder DRK-First-Responder" und „THW-First-Responder" geben? Dieser Frage soll jetzt nicht auf den Grund gegangen werden, sie soll auch nicht bewertet werden. Fest steht jedenfalls, dass die First-Responder-Konzeption bereits auch zu einem Politikum zwischen den Verbänden und Organisationen geworden ist. Das ist letztlich eine Entwicklung, die einer einheitlichen Weiterentwicklung des First-Responder-Systems zum Wohle des Notfallpatienten entgegenstehen könnte. Erinnern wir uns

Mindestausstattung für First Responder der Feuerwehren in Bayern

Kreislauf	1	*Blutdruckmanschette*
	1	*Stethoskop*
	1	*Taschen-/Pupillenlampe*
Atmung	1	*Guedel-Tubus, Größe 2-3-4*
	2	*Leukosilk-Pflaster 2,5 cm*
	1	*Beatmungsbeutel z.B. Ambu Mark III mit Filteranschluss und Sauerstoff-Reservoir*
	1	*Beatmungsbeutel für Kinder mit Sauerstoff-Reservoir oder Combibag Weinmann/und/oder Oxylator*
	1	*Klarsichtbeatmungsmaske, Größe 1-3-5*
	1	*Sauerstoff-Flasche 2,0 l mit Druckminderer (incl. Flowregler 0-15 l) oder/und Oxy-Demand-Ventil*
	1	*Inhalationsmaske, Nasensonde*
	1	*manuelle Absaugpumpe*
	6	*Absaugkatheter, verschiedene Größen*
	1	Laryngoskop
	1	Laryngoskopspatel, Größe 1-3-4
	1	Magill-Zange (klein, groß)
	1	Klemme
	1	Blockierspritze 10 ml
	1	Endotrachealtubus, Größe 4-8
Infusionen	3	*Ringerlösung oder NaCl*
	4	*Infusionssysteme*
	2	*Venenverweilkanülen, Größe 0,4; 1,2; 1,4; 2,0*
	5	*Fixierungspflaster*
	5	*Einmalspritzen*
	5	*Einmalkanülen, unterschiedliche Größen*
Zusatz		*Einmalhandschuhe (groß/large)*
	1	*Hautdesinfektionsspray*
	5	*Verbandspäckchen*
	5	*Einmalkompressen*
	1	*Kleiderschere*
	2	*Rettungsdecken*
	1	*Pinzette*
	1	*Splitterpinzette*
	2	*Klemmen*
	3	*OP-Handschuhe, steril*
	1	*Satz Stifneck bzw. 1 Stifneck select (one for all) + 3 Kinder-Stifneck*
	2	*Sam-Splint-Schienen*
	1	KED/SED Extraction Device zur patientengerechten Rettung aus Fahrzeugen
	1	Replantatbeutel, Arm-Bein
	1	chirurgische Schere
	3	Einmalskalpelle
	1	Vergiftungstabelle
Defibrillator	1	*halbautomatischer Defibrillator*

(**Alle *kursiv* gedruckten Ausrüstungsgegenstände gehören als Grundausstattung zur Ausrüstung einer First-Responder-Einheit.** Die übrigen Materialien sind als sinnvolle Ergänzung und Erweiterung je nach Ausbildungsstand der Mitglieder der Einheit gedacht. Die Ausstattung mit einem halbautomatischen Defibrillator ist erforderlich.)

Tab. 3: Ausrüstungsgegenstände

an die grundsätzlichen Überlegungen vor Beginn des Pilotprojekts: Eine davon war gewesen, die First-Responder-Initiativen der Feuerwehren auch für die anderen Organisationen offen zu halten.

Die Freiwillige Feuerwehr im Landkreis München beispielsweise hat ihr System für die anderen Organisationen in der Einsatzpraxis weit geöffnet und nur in der Organisation der Ausbildung ihren eigenen Weg beschritten. Seit Ende 1999 führt sie die First-Responder-Ausbildung, also die 72-stündige Sanitätsausbildung plus Ausbildung in Frühdefibrillation, in eigener Regie durch eigene lizenzierte Feuerwehr-Ausbilder im Rahmen ihrer Kreisausbildung durch; 1999 wurden hier bereits 1 065 Ausbildungsstunden investiert. Seit 2000 sind in die Ausbildung auch die Themenbereiche „Stressbelastende Einsätze" (SBE), „Kriseninterventionsteam" und „Zusammenarbeit mit dem Rettungsdienst" integriert. Aufgrund der Tatsache, dass sich ihre Einheiten aber ständig mit denen anderer Organisationen in einem übergreifenden „Arbeitskreis First Responder" austauschen und darüber hinaus auch im Einsatz organisationsübergreifend gearbeitet wird, hat dieser Sonderweg nie zu einer Separierung geführt. Die eigenen Ausbildungskapazitäten der Feuerwehr auszunutzen machte hier einfach mehr Sinn, als die durch die Ausbildung eigenen Personals ohnehin ausgelasteten Ausbildungsorganisationen anderer Verbände zu belasten. Partnerschaftliche Zusammenarbeit, ohne die eigenen Ansprüche und Bedürfnisse aufgeben zu müssen, ist also trotz aller verbandspolitischen Rücksichtnahmen möglich – zumindest auf der regionalen Ebene.

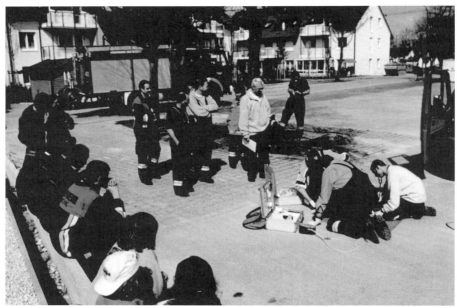

Abb. 6: Ausbildung zum First Responder

Auf der überregionalen Ebene lassen sich solche Fragen zwischen mächtigen Organisationen nicht immer so pragmatisch lösen.

In der Ausgabe 2/1998 von *Leben retten*, dem Magazin des offiziellen Organs des Fachausschusses Gesundheitswesen/Rettungsdienst des Deutschen Roten Kreuzes (DRK), widmete der Herausgeber (der Bezirksverband Ober- und Mittelfranken des Bayerischen Roten Kreuzes (BRK)) den politischen Aspekten dieses Themas immerhin drei Seiten. Abgedruckt wurden dort die „Stellungnahme des DRK-Generalsekretariats zum Ersthelfer vor Ort", die „Stellungnahme des Deutschen Feuerwehrverbandes zum First-Responder-System durch Angehörige der Feuerwehren" und die „Gesprächsergebnisse zwischen Bayerischem Roten Kreuz und Landesfeuerwehrverband zum Helfer vor Ort/First Responder". Auffallend an dieser Aufzählung waren im erster Linie zwei Dinge: zum einen die Unterschiede hinsichtlich der benutzten Terminologie beider Verbände (auch der Deutsche Feuerwehrverband sprach vom „Helfer vor Ort"), zum anderen die Verwendung des Begriffs „Gesprächsergebnisse", was schließlich voraussetzt, dass es in dieser Angelegenheit einen Klärungsbedarf auf Spitzenebene gab. Letzteres wurde mutmaßlich durch die seinerzeit unmittelbar bevorstehende Aufnahme der First-Responder-Systeme ins bayerische Rettungsdienstgesetz zum 1. Januar 1998 initiiert, worauf später noch eingegangen werden soll. Unterstrichen wurde diese Auffassung letztlich auch durch den Quellenhinweis, aus dem hervorging, dass diese Gesprächsergebnisse ausschließlich dem vorliegenden „Ergebnisprotokoll" vom 12.12.1997 über die Besprechung der Arbeitsgruppe „Helfer vor Ort/First Responder" entnommen wurden. Auf den ersten Blick lasen sich die Gesprächsergebnisse wie eine Bestätigung all dessen, was in der Praxis bis dahin bereits von arbeitenden First-Responder-Systemen erprobt und herausgefunden worden war:

- Helfer vor Ort/First Responder stellen nur eine Ergänzung des Rettungsdienstes dar und keinen Ersatz für diesen.
- Zielsetzung der Helfer vor Ort/First Responder ist primär die Verkürzung des therapiefreien Intervalls beim Notfallpatienten bis zum Eintreffen des Rettungsdienstes.
- Es gibt einsatztaktische Unterschiede beim Einsatz von Helfern vor Ort/First Respondern im städtischen und im ländlichen Bereich. (Am Beispiel der Berufsfeuerwehr München sind die unterschiedlichen Voraussetzungen, die weitestgehend auf den im städtischen Bereich höheren Rettungsdienstkapazitäten beruhen, bereits genannt worden).
- Die Alarmierung muss sich am Indikationskatalog für Notarzteinsätze orientieren. Erfolgen soll die Alarmierung der Helfer vor Ort/First Responder direkt über die Rettungsleitstellen.

Auf den zweiten Blick wurden jedoch unterschiedliche Auffassungen der beiden Verbände deutlich, die in einigen Kompromissformulierungen zu Tage traten. So hieß es zur Alarmierbarkeit:

„Die zeitliche Verfügbarkeit, soweit die Helfer nicht ohnehin rund um die Uhr alarmierbar sind, erstreckt sich nachts zwischen 18.00 und 6.00 Uhr beziehungsweise am Wochenende von Freitag, 18.00 Uhr, bis Montag, 6.00 Uhr."[14]

Die Regel war danach also nicht mehr die 24-Stunden-Alarmsicherheit, wie sie beispielsweise für das Pilotprojekt der Feuerwehren festgelegt worden war und wie sie sich in der Einsatzpraxis zweifelsfrei als sinnvoll herausgestellt hatte, sondern ein Zeitraum, welcher ausschließlich auf die Belange von rein ehrenamtlichen Helfern von Hilfsorganisationen abgestimmt ist. Dieser Zeitraum – nachts und an den Wochenenden – könnte also allenfalls als Mindestanforderung an die zeitliche Verfügbarkeit von First Respondern gelten, hätte man die Ergebnisse des Pilotprojekts zugrunde gelegt, wonach die meisten Einsätze gerade nicht auf diesen Zeitraum entfielen. Einen entsprechenden Hinweis suchte man in den „Gesprächsergebnissen" jedoch vergebens.

Zu Einsatztaktik und Ausstattung wurde folgende Feststellung getroffen:

„Die Patientenversorgung vor Ort sollten maximal drei Personen übernehmen und es sollen keine teuren Spezialfahrzeuge beschafft werden."[15]

Dieser Satz ist aus mehreren Gründen bemerkenswert, denn erstaunlicherweise wird in ihm definiert, wie viele Helfer sich maximal zur Versorgung eines Notfallpatienten am Einsatzort einfinden dürfen. Eher hätte man zu lesen erwartet, wie viele Helfer sich nach Ansicht der Arbeitsgruppe mindestens zu einem Notfallpatienten begeben sollten, um für jede Notfallsituation gewappnet zu sein. Betrachtet man die Realität, so wird dieser Sachverhalt schnell deutlich: Die Helfer vor Ort der Rotkreuzbereitschaften werden meistens alleine eingesetzt. Sicherlich ist diese Einsatztaktik ein Muss, wenn mit vergleichsweise wenigen Personen ein alarmsicheres, flächendeckendes System der organisierten Ersten Hilfe betrieben werden soll, und dennoch: Den gleichzeitigen Einsatz von immer zwei Helfern vor Ort/First Respondern zumindest als Ziel zu formulieren, wäre lobenswert gewesen. Oder ist es vorstellbar, dass ein Helfer vor Ort/First Responder beispielsweise alleine gleichzeitig einen Reanimationspatienten versorgt, den Notarzt vorab informiert, die Angehörigen betreut und das Notfallprotokoll schreibt?

In Bezug auf das Stichwort „Anschaffung teurer Spezialfahrzeuge" ist anzumerken, dass den Autoren kein Fall bekannt ist, wonach ein „teueres Spezialfahrzeug" hätte angeschafft werden müssen, um in den First-Responder-Dienst einsteigen zu können. Bei allen bisher vorgestellten First-Responder-Systemen wurde entweder auf bereits vorhandene Fahrzeuge zurückgegriffen oder es wurden einige Fahrzeuge durch Spenden finanziert. Diese waren dann ebenfalls keine „teuren Spezialfahrzeuge", sondern serielle Pkws, die zumindest mit Sondersignal und BOS-Funk ausgestattet sind. In diesem Punkt kann beispielsweise die Einsatzpraxis der „Helfer vor Ort" des BRK durchaus anders aussehen.

Wie die beiden Autoren des Buches unter anderem auch aus eigener Anschauung wissen, ist es dort durchaus üblich, dass Helfer oftmals mit ihren Privatfahrzeugen unterwegs sind, wenn kein organisationseigenes Fahrzeug für diesen Bereich zur Verfügung steht oder ein vorhandenes anderweitig benötigt wird. Diese Privatfahrzeuge sind zwar vom Bayerischen Roten Kreuz in aller Regel für die Zeit des Dienstes vollkaskoversichert, aber sie verfügen natürlich weder über Sondersignal noch über BOS-Funk. Den Nutzen dieser Fahrzeugausstattungen für rettungsdienstliche

Einsatzzwecke zu erläutern, kann an dieser Stelle wohl als überflüssig betrachtet werden.

Deutlich wird die ganze Problematik wohl eher an folgendem Beispiel: Angenommen ein „Helfer vor Ort" erhält einen Einsatz mit dem Meldebild „Bewusstlose Person" und begibt sich mit seinem Privatwagen zum Einsatz. Dieser Einsatzort liegt im ländlichen Bereich und es ist später Nachmittag oder früher Abend an einem Sonntag mit nur geringem Straßenverkehr. Aufgrund psychischen Stresses lässt sich der Helfer dazu hinreißen, eine rote Ampel zu überfahren. Nehmen wir nicht gleich an, er verursacht dadurch einen Unfall, sondern nehmen wir nur an, er wird dabei von einer Radarfalle an der Ampel geblitzt. Wird sich in einem solchen Fall seine Organisation hinter ihn stellen und argumentieren, es sei zunächst wichtiger gewesen, als Erster zu einer mutmaßlichen Reanimation zu kommen als eine rote Ampel zu beachten? Kann ein von der Organisation bestellter Rechtsanwalt dabei das Argument vom rechtfertigenden Notstand vor dem zuständigen Amtsgericht anbringen? Aus solch einer Situation können sich durchaus unbequeme Fragen ergeben. Fest steht hierbei: Hätte ein Sondersignal auf dem Dach des Fahrzeugs gefunkelt, wäre der Radarblitz von vornherein folgenlos geblieben.

Aber trotzdem enthielt die Zusammenfassung der Gesprächsergebnisse zwischen BRK und Bayerischem Landesfeuerwehrverband auch Vereinbarungen, die vorbehaltlos zu begrüßen sind:

- „Die Qualifikationsanforderungen sind bei beiden Organisationen zu vereinheitlichen." (Allerdings wurde noch nicht festgelegt, auf welchem Niveau das geschehen soll.)
- „Der Aufbau und Betrieb dieses Ersthelfersystems ist eine reine freiwillige Leistung, sowohl für das BRK als auch für die Feuerwehren."
- „Eine Kooperation zwischen den Hilfsorganisationen und den Feuerwehren ist erwünscht, Konkurrenz beziehungsweise Aufbau parallel laufender Strukturen müssen im Sinne der Kostenreduzierung vermieden werden."[16]

Stutzen ließ dann die Formulierung, die gleich im Anschluss an den oben genannten Punkt aufgenommen wurde: „Die Hilfsorganisationen genießen Vorrang bei der Installierung des Helfers vor Ort/First Responders." Zunächst war diese Vereinbarung aus Sicht beider Organisationen verständlich. Die Feuerwehr lief dadurch keine Gefahr mehr, überall und zu jeder Zeit als Schrittmacher des First-Responder-Systems auftreten zu müssen (also auf einem für sie neuen Gebiet, das nicht von allen Feuerwehren gleichermaßen bearbeitet werden kann und auf dem es zahlreiche Schnittstellen zu anderen Organisationen gibt). Das BRK sicherte sich auf diese Weise eine feste Position auf einem neuen Gebiet des Rettungswesens, seiner unzweifelhaften Domäne in Bayern. Nebenbei bedeutete dies auch eine ausdrückliche Anerkennung von Helfer-vor-Ort-/First-Responder-Systemen als effektives Instrument der organisierten Ersten Hilfe. Trotzdem – und diese Anmerkung muss erlaubt sein – schien sich der Anspruch des BRK hier in erster Linie ausschließlich aus dem Charakter der Organisation abzuleiten, wogegen die Feuerwehren ihr First-Responder-Engagement von Anfang an mit zahlreichen rationalen Argumenten untermauerten. Diese hätte ohne Zweifel auch das BRK gehabt (beispielsweise eine jahrzehntelange Erfahrung mit der Notfallrettung, ein großes Potenzial von bereits ausgebildeten Helfern, die über das ganze Land verteilt sind; hohe Qualität der Sanitäts- und Rettungsdienstausbildung etc.), leider wurden sie an dieser Stelle nicht veröffentlicht. Eine tiefer gehende Argumentation also, warum bei der Installierung von First-Responder-Systemen die Hilfsorganisationen bevorzugt werden sollten, hätte der größten Rettungsorganisation in Bayern und im Bund gut angestanden, zumal gerade das BRK auf diesem Gebiet auf zahlreiche Innovationen und Initiativen hätte verweisen können.

Der Deutsche Feuerwehrverband dagegen hatte u.a. wesentlich deutlicher formuliert, wen er warum als First Responder betrachtete:

„Durch vorgegebene Alarmierungsstrukturen bieten sich für die Organisation eines derartigen Hilfeleistungssystems Feuerwehren an. (...) Das First-Responder-System ist der Einsatz von Angehörigen der Feuerwehren, die zusätzlich speziell ausgebildet und ausgerüstet, ständig einsatzbereit sind und bei vitalen Bedrohungen, durch die Rettungsleitstelle alarmiert, zum Einsatz kommen."[17]

Außerdem setzte er Standards bei Ausbildung und Qualitätssicherung:

„Ausbildungsinhalte, -umfang und -erfolg müssen ärztlich kontrolliert werden. Da die Hilfeleistungen unmittelbar an einem Patienten erbracht werden, sind Maßnahmen zur Qualitätssicherung (Dokumentation/Einsatzkontrolle) erforderlich."[18]

Wesentlich diffuser musste zum damaligen Zeitpunkt die Stellungnahme des DRK-Generalsekretariats erscheinen, die nicht einmal die konkreten Erkenntnisse seines bayerischen Landesverbandes, die zu diesem Zeitpunkt (Frühjahr 1998) bereits vorlagen, erkennbar einfließen ließ:

„Das DRK bevorzugt für diese additive Dienstleistung im Rahmen der Rettungskette – es handelt sich also nicht um ein neues Glied der Versorgungskette – den Begriff Ersthelfer vor Ort/Nachbarschaftshelfer."[19]

Abgesehen davon, dass der Begriff „Nachbarschaftshilfe" seit jeher eine völlig andere und in diesem Sinne auch vereinsrechtlich verwendete Bedeutung hat, stellte sich nach dieser Definition noch eine ganz andere Frage: Wenn der Helfer vor Ort zwar im Rahmen der Rettungskette an einer bestimmten Stelle dieser Kette agiert und dafür auch bestimmte Voraussetzungen mitbringen muss, andererseits aber kein neues Glied dieser darstellt, was ist er dann und wo gehört er hin? Dennoch – auch das DRK-Generalsekretariat begrüßte in derselben Stellungnahme diese Projekte grundsätzlich, sah sie als „Tätigkeitsfeld der Bereitschaften, das bedarfsgerecht ausgebaut werden sollte" und empfahl für deren Installierung bundeseinheitliche Konzepte. Warum gleichzeitig die Auswertung eines eigenen Pilotprojekts mit Laufzeit bis September 1999 empfohlen wurde, blieb das Geheimnis des DRK-Generalsekretariats. Ende

1999 hätten bereits etliche First-Responder-Systeme, darunter auch solche des Roten Kreuzes, eine auf jahrelange Tätigkeit abgestützte Datenbasis vorzuweisen gehabt und diese dem DRK-Generalsekretariat auf Anfrage auch sicher zur Verfügung gestellt.

Auch der letzte Absatz der DRK-Stellungnahme ließ Fragen offen:

„Insgesamt ist zu sichern, daß der öffentlich-rechtliche Rettungsdienst durch dieses Angebot organisatorisch und finanziell nicht belastet wird und das Gesamtsystem der Erste-Hilfe-Ausbildung der Bevölkerung, dem erhebliche Defizite nachgewiesen wurden, keinen zusätzlichen Schaden erleidet." [20]

Immerhin ein Dutzend ausgearbeiteter Seiten umfasste das Thema „First Responder" bereits im Sommer 2000 im Internetauftritt des Bayerischen Landesfeuerwehrverbandes. Dort wird der First Responder ganz klar positioniert: „First Responder sind ein zusätzliches Glied in der Rettungskette zwischen der Laienhilfe und dem qualifizierten Rettungsdienst".[21] Er steht also nirgendwo außerhalb der klassischen Rettungskette, sondern ist anerkannter Bestandteil derselben.

Diese Auffassung ist zumindest in Bayern mittlerweile auch rechtlich untermauert worden. Mit der Novelle zum Bayerischen Rettungsdienstgesetz 1997 wurde erstmals in einem Rettungsdienstgesetz überhaupt dieses neue Glied der Rettungskette verankert. Darin ist ausdrücklich vorgesehen, dass die Rettungsleitstellen mit Zustimmung des jeweiligen Rettungszweckverbandes die Alarmierungen von „örtlichen Einrichtungen organisierter Erster Hilfe" übernehmen können. Das Bayerische Rettungsdienstgesetz fordert Hilfsfristen von zwölf beziehungsweise von 15 Minuten in ländlichen Regionen. „Eine zeitliche Frist", so kommentiert der Feuerwehrverband, „die aus medizinischer Sicht häufig als zu lange anzusehen ist, wenn bis dahin nicht zumindest Erste Hilfe geleistet wurde... (...) Hier bietet die First-Responder-Tätigkeit der Feuerwehr einen Lösungsansatz."[22] Auch auf eine Studie des Bundesverkehrsministeriums wird hingewiesen, wonach der Rettungsdienst gerade 10% aller Notfallpatienten innerhalb der ersten sechs Minuten nach Eintritt des Notfalls erreicht. Eine Lösung dieses – nunmehr zumindest in Bayern offiziell anerkannten – Problems von mitunter zu langen Hilfsfristen durch einen breiteren Ausbau des Rettungsdienstes sieht der Landesfeuerwehrverband als nicht realistisch an: „Eine Vermehrung der Standorte, so daß jeder Notfallort in fünf Minuten erreicht werden kann, ist derzeit wirtschaftlich und finanziell nicht möglich."[23] Angesichts der in Deutschland geführten Dauerdiskussion um die Kostenentwicklung im Gesundheitswesen ist das ein Standpunkt, dem sicher nicht widersprochen werden kann. Die Tatsache, dass die „örtlichen Einrichtungen organisierter Erster Hilfe" gesetzlich verankert wurden, mag schon allein darauf hindeuten, dass auch der bayerische Gesetzgeber die Möglichkeiten eines noch flächendeckenderen Ausbaus des Rettungsdienstes derzeit als wenig Erfolg versprechend beurteilt. Dabei sollte durchaus die Frage gestellt werden, ob es sich ein Flächenstaat überhaupt leisten könnte, ein Rettungsdienstsystem aufzubauen, das in der Lage ist, jeden Notfall – egal ob in der Großstadt oder in der entlegensten Region – binnen kürzester Zeit zu versorgen und ob ein solches System denn überhaupt organisierbar wäre. Aus diesem Blickwinkel betrachtet muss die gesetzliche Verankerung der Helfer vor Ort/First Responder in Bayern differenzierter gesehen werden. Die First Responder sind nicht die Lückenbüßer für wirtschaftlich bedingt zu weit geknüpfte Maschen des Rettungsdienstnetzes, sondern ein erfolgversprechender Zukunftsweg. Er soll das gewährleisten, was kein noch so perfektes Rettungsdienstsystem in einem Flächenstaat leisten kann, und zwar durch Ausschöpfung und Neuausrichtung bereits vorhandener Strukturen und Kapazitäten, wie nämlich der Feuerwehren und Bereitschaften der Hilfsorganisationen. Aus dieser Sicht brauchen die Helfer vor Ort/First Responder geradezu gesetzlichen Schutz und juristische Deckung ihrer Tätigkeit.

Aber noch ein anderer, wenig erfreulicher Aspekt macht die Helfer vor Ort/First Responder immer wichtiger: die erschreckend geringe Bereitschaft und Fähigkeit in der Bevölkerung, bei Notfällen aktiv Erste Hilfe zu leisten. Vor diesem Hintergrund gewinnt die oben zitierte Stellungnahme des DRK-Generalsekretariats, wonach der Ausbau organisierter örtlicher Erster Hilfe nicht die Breitenausbildung in Erster Hilfe verdrängen dürfe, eine neue Dimension. Der Bayerische Landesfeuerwehrverband zieht auf seiner Internet-Homepage eine leider nicht näher bezeichnete Studie heran, aus der hervorgeht, dass nur in durchschnittlich 40% aller beobachteten Notfälle und nur in 20% aller untersuchten schweren Unfälle Erste Hilfe geleistet wurde und davon in mehr als der Hälfte der Fälle nicht sachgerecht. Nach einer Studie des Zentrums für Anästhesiologie und Intensivmedizin des Bremer Zentralkrankenhauses links der Weser sterben 50% der rund 100 000 Patienten, die jährlich in Deutschland dem plötzlichen Herztod erliegen, bevor sie überhaupt in eine Klinik gebracht werden können.

Die Weiterentwicklung des First-Responder-Systems seit den Anfängen des Pilotprojekts im Münchener Norden (auf das verweist der Landesfeuerwehrverband übrigens auch noch sechs Jahre später) wird schon daran deutlich, wenn man allein die Überschrift des Internetauftritts liest: „Eine Idee setzt sich durch: Ersthelfer in Feuerwehrmontur. Was einst als Pilotprojekt begann, hat sich als feste Größe etabliert." Was hat sich nun im Vergleich zu damals verändert? Die wesentliche Änderung, verursacht durch die Neufassung des Bayerischen Rettungsdienstgesetzes, wurde bereits behandelt. Aus dieser gesetzlichen Fassung haben sich Mitbestimmungsrechte von Rettungszweckverbänden und Kommunen ergeben – zumindest soweit die Feuerwehren betroffen sind. Im Internet ist dazu eine von der Feuerwehr Aschaffenburg entwickelte „Mustererklärung" eingestellt, die den Feuerwehren als Musterantragsformular gegenüber den zuständigen Behörden dienen soll, wenn sie beabsichtigen, einen First-Responder-Dienst einzurichten. Die Feuerwehren bestätigen damit, über das dafür nötige Personal, die vorgeschriebene Ausbildung und die adäquate Ausrüstung zu verfügen sowie einen festen Alarmierungsweg eingerichtet zu haben. Dieses Formular wird dann – gewissermaßen zur Einleitung des Genehmigungsverfahrens – mit Zustimmung der Kommune beim jeweiligen Rettungszweckverband eingereicht. Stimmt der Verband zu, kann der First-Responder-Dienst aufgenommen werden. Auch enthält das Formular eine Erklärung zur Freistellung der alarmierenden Rettungsleitstelle von allen Haftungsansprüchen, die sich aus der First-Responder-Tätigkeit ergeben können sowie – und das ist neu – eine Verpflichtung, mit der die jeweilige Kommune die Lohnfortzahlung für die im First-Responder-Dienst eingesetzten Feuerwehrleute übernimmt. Der Rest der „Mustererklärung" müsste bereits bekannt sein: Er gleicht inhaltlich exakt der erstmals im Landkreis München verwendeten Erklärung, mit der die Feuerwehren des Pilotprojekts mit Zustimmung ihrer Heimatgemeinden bei der Kreisbrandinspektion ihren Einstieg in den First-Responder-Dienst beantragten – eine Idee des Pilotprojekts, die landesweit institutionalisiert wurde.

Auch im Rettungsdienstbereich München hat sich diese gesetzliche Neuerung ausgewirkt. Seitens des Rettungszweckverbandes wurden im November 1999 folgende Kriterien für First-Responder-Gruppen aufgestellt:

- 72-stündige Sanitätsausbildung, insbesondere mit dem Bestandteil Herz-Lungen-Wiederbelebung
- Ausbildung in der Bedienung des vorgehaltenen medizinisch-technischen Geräts
- Versorgung lebensbedrohlicher Erkrankungen beziehungsweise Verletzungen
- Mindestausstattung der First-Responder-Gruppe mit Sauerstoffbeatmungseinheit, Absaugpumpe, Verbandsmaterial
- Vorhaltung eines AED (!) sowie die Ausbildung der First Responder in der Handhabung des AEDs
- Rund-um-die-Uhr-Erreichbarkeit und -Ausrückfähigkeit.

Interessant ist die Argumentation, mit der der Bayerische Landesfeuerwehrverband das Engagement seiner Wehren im First-Responder-Dienst begründet:

„Nicht erst seit Einführung von First Responder steht Retten vor Löschen, Bergen und Schützen im Logo der Feuerwehr. Die First-Responder-Tätigkeit ist deshalb eine Verbesserung der bisherigen Sofortmaßnahmen beziehungsweise der Ersten Hilfe, zu der gemäß § 323 c des Strafgesetzbuches (Unterlassene Hilfeleistung) auch die Feuerwehren verpflichtet sind!"[24]

Zwar wird betont, dass „Retten" schon immer zum Aufgabensystem der Feuerwehr gehörte, aber die Argumentation wird dann auf eine sehr allgemein gehaltene Ebene geführt: Wie jeder andere Bürger sei eben auch der Feuerwehrmann zur Hilfeleistung per Gesetz verpflichtet. Das ist sicher richtig; allerdings hinkt der Vergleich zwischen Normalbürger und Feuerwehrmann im First-Responder-Dienst. Der eine ist lediglich per Gesetz verpflichtet, seinen Mitbürger im Notfall nicht achtlos im Stich zu lassen, der andere tritt in seiner Organisation von Haus aus mit dem Anspruch an, jederzeit aktiv und ohne Einschränkungen gemäß des bereits zitierten Mottos „Retten, Löschen, Bergen, Schützen" – also nach dem Selbstverständnis der Feuerwehr – zu helfen. Warum wird nicht mit derselben Aussage argumentiert wie es die Führung der Münchener Landkreisfeuerwehren tut, nämlich dass die First-Responder-Tätigkeit eine logische Fortführung des Hilfeleistungsangebots der Feuerwehren sowie eine zeitgemäße Weiterentwicklung des Aspekts „Retten" ist?

Der Bayerische Landesfeuerwehrverband ist offensichtlich an bestimmte Rücksichtnahmen gebunden, denn im Folgenden heißt es:

> *„Durch diese Tätigkeit nehmen die Feuerwehren niemandem etwas weg, sondern das Gegenteil ist der Fall. (...) Die Hilfsorganisationen im Rettungsdienst erleiden auch aus der First-Responder-Tätigkeit der Feuerwehr keinerlei finanziellen Nachteile. Sie können weiterhin alle Leistungen sowie den Transport uneingeschränkt abrechnen ..."* [25]

Unzweifelhaft ist klar, dass solche Erklärungen im Internet auch dazu dienen müssen, das First-Responder-System solchen Lesern verständlich zu machen, die noch nie zuvor etwas davon gehört haben. Dennoch lesen sich diese Sätze eher wie ein beruhigender Appell an Hilfs- und Rettungsorganisationen.

Unter den Rubriken „Ausbildung" und „Ausrüstung" sind die bereits oben zitierten Inhalte eingestellt. Bemerkenswert ist auch hier, dass der einst im Landkreis München entwickelte Standard zur landesweiten Richtlinie für die Feuerwehren erhoben wurde (allerdings mit einer Ausnahme: Der AED und die Frühdefibrillation werden zwar als „wünschenswert", aber nicht von vornherein als integrierter Bestandteil von Ausbildung und Ausrüstung des Feuerwehr-First-Responder bezeichnet). Deutlich modifiziert wurde der Indikationskatalog für den Einsatz der First Responder.

Erstmals wird nun auch eine Liste von Ausschlusskriterien genannt, die auf „praktischen Erfahrungen" beruhen. Danach macht der First-Responder-Einsatz keinen oder nur wenig Sinn, wenn folgende Meldebilder vorliegen:

- Hyperventilation, Pseudokrupp
- Angina pectoris
- Krampfanfälle
- gynäkologische Notfälle
- psychische Notfälle
- Infektionen, akute Fieberzustände, starkes Erbrechen
- Schlaganfall ohne Bewusstlosigkeit
- akute Bauchschmerzen
- kurz andauernde Bewusstlosigkeit
- Hexenschuss/Rückenschmerzen
- Halsentzündungen
- allergische Reaktionen (nicht anaphylaktischer Schock).

Diese Liste soll der Gefahr der Überalarmierung der First Responder vorbeugen, die mit Beginn der First-Responder-Projekte von den Verantwortlichen durchaus als solche gesehen wurde. Zwar erfordert der Ausschluss des First-Responder-Einsatzes vom Leitstellendisponenten eine ebenso starke Differenzierung wie die Alarmierung des First Responders (das heißt, dass die potenzielle Gefahr von Fehleinschätzungen bei besonders diffusen Meldebildern gleich groß ist), doch ist der Ansatz wesentlich. Neu definierte Indikationen und Ausschlusskriterien können nur dazu dienen, den First Responder noch effektiver einzusetzen, nämlich zur Überbrückung des therapiefreien Intervalls bei akut lebensbedrohlichen Zuständen beziehungsweise zur Verstärkung des Rettungsdienstes bei besonderen Unfall- und Notfallsituationen. Nur First Responder, die zielgerichtet und sinnvoll zum Einsatz gebracht werden, werden auf Dauer die Motivation aufbringen, die notwendig ist, um solche auf freiwilliger Leistung basierenden Systeme bleibend aufrechtzuerhalten. Beachtenswert ist das Gewicht, das der Bayerische Landesfeuerwehrverband der 24-stündigen Alarmsicherheit der First-Responder-Trupps beimisst. Unter der Rubrik „Alarm- und Einsatzdurchführung" seines Internetauftritts wird beispielhaft das Alarm- und Einsatzkonzept des Kreisfeuerwehrverbandes Aschaffenburg zitiert:

> *„Hauptmerkmal der Feuerwehren ist die ständige Einsatzbereitschaft, daher ist ein First-Responder-Standort nur dann einzurichten, wenn eine Rundum-die-Uhr-Alarmierung gewährleistet werden kann, denn es erfolgt keine Alarmierung der Rettungsleitstelle auf Verdacht."*[26]

Das ist eine unmissverständliche Anforderung, die durch die Praxis bereits Jahre zuvor ihre Bestätigung erhalten hat. Gleichzeitig wird damit allerdings – auch wenn es von der Feuerwehr nicht so beabsichtigt wird – ein klares Qualitätsmerkmal des Feuerwehr-First-Responder, der eben schon allein aufgrund der Struktur seiner Organisation jederzeit verfügbar ist, herausgestellt. Und schließlich ist die 24-stündige Alarmsicherheit de facto auch ein klares Differenzierungsmerkmal zum Helfer vor Ort der Hilfsorganisationen, dessen Regelalarmzeit auf die Stunden zwischen 18.00 Uhr abends bis 6.00 Uhr morgens und auf die Wochenenden begrenzt ist (sofern das jeweilige System nicht ebenfalls von vornherein auf durchgängige Alarmierbarkeit ausgelegt ist).

Auch der Grundsatz der permanenten Dokumentation und Auswertung der Einsätze durch die ärztliche Leitung des First-Responder-Dienstes ist zum Standard geworden. Bei der Feuerwehr des Landkreises Aschaffenburg wird dies folgendermaßen gehandhabt:

> *„Im Rahmen des Qualitätsmanagements ist auf eine einheitliche, ausreichende, detaillierte Dokumentation zurückzugreifen. Hierzu dient das einheitliche Protokoll. Nach jedem Einsatz ist das Einsatzprotokoll an den Kreisfeuerwehrarzt zu faxen. Die landkreisweite Auswertung erfolgt jährlich durch das Fachreferat 8."*[27]

Aschaffenburg (im Nordwesten Bayerns gelegen) dient dem Landesfeuerwehrverband in mehrfacher Hinsicht als Musterbeispiel für den First-Responder-Dienst, was sicherlich auch seine Berechtigung hat. Trotzdem soll darauf hingewiesen werden, dass die Forderung nach ständiger Dokumentation zur Sicherung der notfallmedizinischen Qualität bereits im ärztlichen Abschlussbericht zum Pilotprojekt im Landkreis München erhoben wurde und dort von Anfang an zum festen Standard gehörte. Mittlerweile hat die Berufsfeuerwehr München mit einer eigens für diesen Zweck entwickelten EDV-Software diese Aufgabe für alle First-Responder-Systeme im Rettungsdienstbereich München übernommen.

Was die juristische Seite des First Responders betrifft, so gibt der Landesfeuerwehrverband exakt die Grundsätze wieder, die einst für das Münchener Pilotprojekt aufgestellt bzw. herausgearbeitet wurden:

- Es gibt für keine Organisation eine Verpflichtung zum Aufbau eines First-Responder-Systems.
- Eine Haftung des Rettungszweckverbandes ist aus der Tatsache, dass der First Responder von der Rettungsleitstelle eingesetzt wird, nicht herzuleiten.
- Kosten aus dem First-Responder-Dienst gehen zu Lasten der durchführenden Feuerwehr und ihrer Kommune und werden nicht durch den Rettungsdienst ersetzt.
- Sowohl der Gemeindeunfallversicherungsverband (GUV) als auch die Bayerische Versicherungskammer gewähren den Feuerwehr-First-Respondern vollen Versicherungsschutz.[28]

Die Tatsache der exponierten Stellung der Aschaffenburger Landkreiswehren rechtfertigt eine kurze Betrachtung von deren First-Responder-System, zumal sich Aschaffenburg – von München aus gesehen – annähernd am entgegengesetzten Ende Bayerns befindet und somit auszuschließen ist, dass sich dieses System nur durch den vielbekannten „Blick über den Zaun" entwickelte. Gemeinsam mit dem Landkreis München ist der Landkreis Aschaffenburg zu dem mit der höchsten Dichte an First-Responder-Standorten geworden: Insgesamt acht Freiwillige Feuerwehren unterhalten entsprechende Einheiten. Es handelt sich dabei um die Wehren Laufach, Großostheim, Stockstadt, Wiesen, Sallauf, Helgebrücken, Mainaschaff, Bassenbach und Straßbessenbach. In Laufach und Stockstadt ist auch das örtliche BRK beteiligt. Im Jahr 1999 wurden die acht First-Responder-Teams zu insgesamt 109 Einsätzen entsandt. Ihre Ausbildung erfolgt parallel zum Münchener Modell und nach der Empfehlung des Landesfeuerwehrverbandes. Sie beinhaltet damit einen Erste-Hilfe-Kurs, eine Sanitätsausbildung, die Frühdefibrillation plus alle sechs Monate eine Nachschulung mit Prüfung. Die Alarmierung erfolgt durch die Rettungsleitstelle über die Feuerwehreinsatzzentrale. Eingesetzt werden maximal drei First Responder auf einmal.

Nach dem Landesverband Bayern der Feuerwehren hat sich auch deren höchste Gliederung, der Deutsche Feuerwehrverband – mit seinem Bundesarzt, dem Würzburger Notfallmediziner Prof. Dr. Peter Sefrin – positiv zu den First-Responder-Aktivitäten der Feuerwehren geäußert:

„Aus medizinischer Sicht ist unstritig, daß ein frühzeitiger Beginn einer Hilfeleistung einen Zeitgewinn im Sinne der Erstversorgung darstellt. (...) Für derartige Hilfeleistungssysteme können (...) Angehörige der Feuerwehren oder der Hilfsorganisationen in Frage kommen. Durch vorgegebene Alarmierungsstrukturen bieten sich für die Organisation eines solchen Hilfeleistungssystems Feuerwehren an."[29]

Das ist also eine eindeutige Zustimmung des Deutschen Feuerwehrverbandes zum First-Responder-Konzept, auch wenn die Verwendung dieses Begriffs zugunsten der neutraleren Formulierung „Hilfeleistungssystem" vermieden wird. Diese sprachliche Unterscheidung wurde, so darf vermutet werden, bewusst gewählt, um den Hilfsorganisationen zu signalisieren, dass die Feuerwehr kein Monopol auf First-Responder-

Systeme oder ähnliche Einrichtungen erhebt. Auf ein solches Signal, welches auch als ein Angebot zur Partnerschaft auf diesem Gebiet angesehen werden kann, deutet auch folgender Satz hin, mit dem – analog zu den Statements des Bayerischen Landesfeuerwehrverbandes – betont wird, dass sich aus der First-Responder-Tätigkeit keine finanziellen Vorteile für die Feuerwehren ergeben: „Die Organisation des First-Responder-Systems ist nicht gekoppelt an die Organisation, die den Transport durchführt."[30]

Im Übrigen empfiehlt der Deutsche Feuerwehrverband die Richtlinien seiner bayerischen Gliederung bei Ausbildung, Ausrüstung und Dokumentation, überlässt deren Regelung im Einzelnen aber den jeweiligen bundesstaatlichen Gegebenheiten.[31]

Auch der Arbeitskreis „Ärztlicher Leiter Rettungsdienst in Deutschland" hat dieses Engagement ausdrücklich begrüßt. Ziel dieses Arbeitskreises ist unter anderem, eine kontinuierliche Qualitätssicherung im Rettungsdienst auf überregionaler Ebene zu erreichen.

Zusammenfassend lässt sich somit sagen, dass dem First-Responder-Gedanken auf breiter Ebene bei allen Organisationen – auch wenn dieses Konzept „Helfer vor Ort" genannt wird – vom Grundsatz her der Durchbruch gelungen ist. Am weitesten ist die Entwicklung wohl in Bayern vorangeschritten, wo die ersten First-Responder-Systeme eingerichtet wurden. Unabhängig von den betreibenden Organisationen – am deutlichsten aber bei der Feuerwehr – hat sich dort ein einheitlicher Standard hinsichtlich der Ausbildung, Ausrüstung, Alarmierung und Einsatztaktik der First Responder herausgebildet. Auch die Integration der Frühdefibrillation in die Tätigkeit der First Responder ist so gut wie überall erfolgt. Außerdem wurden flächendeckend Verfahren zur Qualitätssicherung durch dauerhafte Dokumentation implementiert. Von den jeweiligen Spitzenverbänden im Freistaat (Landesfeuerverband und BRK) gingen Impulse aus, die zu einer bundesweiten Akzeptanz des First-Responder-Konzepts geführt haben, auch wenn in manchen Punkten unterschiedliche Auffassungen bei den Organisationen in Bayern selbst bestehen. Fest steht: Es wurden Grundlagen gelegt, auf denen jede andere Organisation aufbauen könnte, sofern sie nicht schon selbst in eigener Initiative Konzepte entwickelt hat.

5.8 Auch ein Beispiel: Ersthelfer im Streifenwagen

Bevor der Fokus wieder – ausgehend von den Münchener Aktivitäten – auf die Weiterentwicklung des First-Responder-Systems gerichtet wird, soll noch ein interessantes Experiment im Landkreis München dargestellt werden, welches seine Entstehung gleichfalls den dortigen First-Responder-Aktivitäten verdankt. Die Rede ist von einem Ersthelfer in Polizeiuniform, was in den USA gang und gäbe ist und in Deutschland eher die Ausnahme darstellt.

Initiator und „Versuchsperson" dieses Experiments in einer Person ist der 25-jährige Polizeiobermeister Matthias Schmidt von der Polizeiinspektion 15 in der Gemeinde Oberschleißheim im Landkreis München, eine der – wie hinlänglich bekannt – Geburtsstätten des Feuerwehr-First-Responder-Wesens. Dass gerade ein Oberschleißheimer Polizeibeamter auf den Gedanken kam, Aspekte der First-Responder-Tätigkeit auf den alltäglichen Polizeivollzugsdienst zu übertragen, ist deshalb kein Zufall. Als der Polizist 1995 nach Oberschleißheim versetzt wurde und auch privat an seinen Dienstort zog, fasste er den Entschluss, in die Freiwillige Feuerwehr einzutreten: zum einen um in der neuen Umgebung private Bekanntschaften zu schließen, zum anderen um in seiner Freizeit einer Tätigkeit nachzugehen, die seinem Interesse entsprach. Dort lernte Matthias Schmidt dann das gerade mitten in der Pilotphase stehende First-Responder-Projekt kennen, das ihn so stark beeindruckte, dass er sich ebenfalls zum First Responder ausbilden ließ.

Bald erkannte Schmidt, dass das wesentliche Ziel aller First-Responder-Aktivitäten – die Verkürzung des therapiefreien Intervalls bis zum Eintreffen des Rettungsdienstes – auch durch entsprechend ausgebildete Polizisten erreicht werden könnte. Das ist eine Ansicht, die als unbestritten gelten kann, denn in vielen Fällen sind es schließlich Polizeibeamte, die als erste am Unfall- oder Notfallort eintreffen wenn man z.B. an die geradezu klassischen Meldebilder im Rettungsdienst wie „Verkehrsunfall" oder „Wohnungsöffnung" denkt. Als Matthias Schmidt dann ein diesbezügliches Schlüsselerlebnis hatte – allein mit einem schwer verletzten Sportler wartete er zehn Minuten auf den Rettungsdienst – stand sein Entschluss fest, von jetzt an seinen Notfallkoffer im Streifenwagen mitzuführen. Und dieses Konzept bewährte sich: Einige Wochen später wurden der Polizeiobermeister und sein Kollege zur Öffnung einer Wohnung beordert, in der ein Patient mit lebensbedrohlicher Medikamentenintoxikation lag. Schmidt übernahm lebensrettende Sofortmaßnahmen bis zum Eintreffen des Rettungsdienstes. Seitdem ist der „Polizei-First-Responder" (im Polizeidienst allerdings ohne AED) zur festen Einrichtung auf seiner Polizeiinspektion geworden.

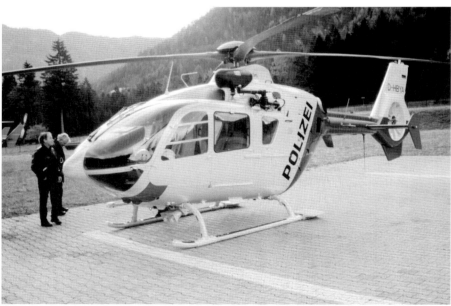

Abb. 7: Bayerns Polizei hat sich dem First-Response-Konzept geöffnet und die Maschinen ihrer Hubschrauberstaffel mit Notfallkoffern ausgestattet. Die Beamten durchlaufen Kurse in erweiterter Erster Hilfe.

Und die Reaktion seiner Patienten? „Zunächst Verwunderung, nach Erklärung dann Anerkennung und freudige Überraschung", beschrieb sie Matthias Schmidt im Interview mit dem Magazin *Rettungsdienst*.[32] Nicht zuletzt erhofft sich Schmidt von seinem Engagement auch eine Image fördernde Wirkung für die Polizei insgesamt.

Trotzdem stieß Schmidts Initiative zumindest nicht von Anfang an auf die uneingeschränkte Zustimmung seiner Vorgesetzten und Kollegen. „Vergiss Deine Polizeiarbeit nicht!", hat er laut seinen Worten mehr als einmal zu hören bekommen, wobei seinem Gegenargument nur selten widersprochen werden konnte: „Die Gewährleistung der öffentlichen Sicherheit durch die Polizei umfasst auch das Bemühen um die körperliche Unversehrtheit der Bürger."[33] Darüber hinaus, so Schmidt, habe der Polizeiberuf in seinen Augen eine starke soziale Komponente, die beispielsweise in der Ersten Hilfe sichtbar zum Ausdruck gebracht werden könne.

Es soll an dieser Stelle keine Interpretation des bayerischen Polizeiaufgabengesetzes versucht werden und ebensowenig eine Diskussion über das Selbstverständnis der Polizei oder über ihre Rolle und ihr Bild in der heutigen Gesellschaft. Festzuhalten bleibt eines: Schmidts Experiment hat seine Berechtigung und es entspricht der Logik von Rettungsdienst und First-Responder-Konzept. Ob sich dieser Ansatz nach dem Vorbild der Polizei in den USA auf breiter Basis durchsetzen kann, hängt von vielen Faktoren ab. Alle Polizisten in einem Bundesland oder gar in ganz Deutschland zu First Respondern auszubilden und ihre Fahrzeuge entsprechend auszurüsten, würde nicht nur riesige Investitionen erfordern. Ein solches Vorhaben würde wahrscheinlich sogar einschneidende Auswirkungen auf die Anzahl des Personals und die Einsatztaktik haben. Zudem stellt sich die Frage, ob damit der erwünschte Effekt erzielt werden könnte, denn die Polizei ist in aller Regel in den ländlichen Regionen auch nicht flächendeckender vertreten als der Rettungsdienst. Gleichwohl gilt auch hier: Polizeidienststellen, die willens und in der Lage sind, eine solche Zusatzaufgabe zu übernehmen und in deren Zuständigkeitsbereich eine solche Initiative Sinn macht, könnten Schmidts Anregung aufgreifen. Aber einfach zu verordnen ist der Polizei die First-Responder-Rolle ebensowenig wie jeder x-beliebigen Feuerwehr oder Santitätsbereitschaft.

5.9 Das Beispiel Taufkirchen

Im Jahr 1998 begann im Landkreis München neben den Freiwilligen Feuerwehren und dem Roten Kreuz die dritte Organisation mit der Einrichtung eines First-Responder-Systems: die in der Gemeinde Taufkirchen ansässige Gliederung des Malteser Hilfsdienstes (MHD). Taufkirchen ist eine großstädtisch geprägte Gemeinde im südlichen Landkreis München mit etwa 18 000 Einwohnern. Der nächstgelegene Notarztstützpunkt befindet sich am Kreiskrankenhaus München-Perlach (NAW und NEF) in rund zehn Kilometer Entfernung. In ähnlicher Entfernung befinden sich die nächstgelegenen Rettungswachen in den Nachbargemeinden Unterhaching und Ottobrunn. Diese vergleichsweise kurzen Strecken sowie die Tatsache, dass der am Kreiskrankenhaus München-Harlaching stationierte Rettungshubschrauber „Christoph 1" ebenfalls nur rund 15 Kilometer entfernt ist, lassen auf im Regelfall akzeptable Hilfsfristen des Rettungsdienstes schließen. Davon gingen auch die Teilnehmer einer Gemeinderatssitzung in Taufkirchen im Jahr 1998 aus, bei der auf einmal ein Sitzungsteilnehmer mit einem Herzinfarkt zusammenbrach: Der sofort alarmierte Rettungsdienst benötigte 20 Minuten. Das wurde zu einem Schlüsselerlebnis für den anwesenden Bürgermeister, der zusammen mit seinen Gemeinderäten nun hautnah erlebt hatte, was es bedeuten kann, wenn ein lebensbedrohlicher Notfall in der Peripherie Münchens in eine Spitzeneinsatzzeit des Rettungsdienstes fällt. Das Gemeindeoberhaupt wurde initiativ und wandte sich mit der Anfrage an die örtliche Gliederung des Malteser Hilfsdienstes (MHD), der einzigen am Ort vertretenen Hilfsorganisation, ob es möglich sei, zur Vermeidung von solch prekären Notfällen in der Zukunft ein First-Responder-System nach dem Vorbild der Feuerwehren im Landkreis München einzurichten.

Es war möglich: Bereits noch im Dezember 1998 nahm die First-Responder-Einheit des MHD Taufkirchen mit zwölf Mann ihren Dienst auf. Nach eigener Auskunft waren es übrigens die ersten der Malteser in Deutschland überhaupt. Diese mittlerweile auf 32 Mann angewachsene Einheit (bei einer Gesamtstärke der MHD-Gliederung von 55 Aktiven) dehnte ihren Aktionsradius schließlich auch auf die Nachbargemeinden Ober- und Unterhaching aus – obwohl sich in der letztgenannten Gemeinde eine Rettungswache befindet – und bestritt im ersten Jahr ihres Bestehens 860 Einsätze. Die Taufkirchener Malteser werden von der eigenen Organisation ausgebildet, orientieren sich in ihrem Einsatzkonzept aber an den Landkreisfeuerwehren, was schon darin Ausdruck findet, dass sie sich selbst als „First Responder" bezeichnen und nicht, wie beim MHD üblich, als „Ersthelfer vor Ort". Insgesamt betreibt der MHD nun im Bundesgebiet vier bis fünf Ersthelfer-vor-Ort-Projekte. Alarmiert werden die Malteser-First-Responder in Taufkirchen direkt von der Rettungsleitstelle München über Funkmeldeempfänger. Durch die Einbindung hauptamtlicher, tagsüber verfügbarer Mitarbeiter ihrer am Ort befindlichen Geschäftsstelle, garantieren die Malteser eine Alarmsicherheit rund um die Uhr. Die Frühdefibrillation gehört zum festen Standard.

Interessant ist die Rolle der Gemeinde Taufkirchen, die sich nicht nur als Impulsgeber für dieses First-Responder-Projekt versteht, sondern auch als aktiver Förderer: Sie beschaffte ein Fahrzeug für „ihren" First-Responder-Dienst und stellte für die Einheit – einmalig im Landkreis München – darüber hinaus ein eigenes Wachgebäude zur Verfügung. Kein Taufkirchener First Responder rückt somit von zu Hause, sondern immer von der zentral gelegenen Wache aus, was sich unter anderem auch in sehr kurzen Ausrückzeiten von durchschnittlich einer Minute bemerkbar macht.

In dieser Hinsicht ist Taufkirchen ein Sonderfall: Als einziges First-Responder-Projekt im Landkreis München wurde das Taufkirchener von der Politik angeregt und die angesprochene Hilfsorganisation setzte diese Anregung um. Sie orientierte sich dabei bewusst nicht am eigenen Verband, sondern – praktisch nach einem „Best-Practice"-Prinzip – an den etablierten Systemen der Feuerwehr, die im Jahr 1998 schon auf jahrelange Praxis und Erfahrung zurückblicken konnten. Die Gemeinde zog sich nach der Einrichtung des First-Responder-Dienstes nicht zurück, sondern sie behielt vielmehr ihre aktive Rolle bei und verlieh dem First-Responder-Dienst dadurch teilweise den Charakter einer öffentlichen Einrichtung, die inzwischen in der Gemeinde hohe Akzeptanz gefunden hat. Das wäre ein Weg, den auch andere Gemeinden beschreiten könnten.

Zwei Jahre später folgte übrigens dem Beispiel der Malteser in Taufkirchen eine weitere Hilfsorganisation. Die Organisation der Johanniter in der Gemeinde Hohenschäftlarn richtete einen First-Responder-Dienst mit eigenem Einsatzfahrzeug ein.

Anmerkungen:

1. Poguntke P (1996) Das „First-Responder-System" im Rettungsdienst. Rettungsdienst 1:22-27
2. Daten stammen aus einer Analyse der Autoren
3. ebd.
4. aus einem Interview mit Adolf Fritz, Kreisbrandrat Freiwillige Feuerwehr Landkreis München
5. aus einem Interview mit Hermann Bayer
6. aus einem Interview mit Markus Koterba
7. Stellungnahme der Ortsgruppenleitung der Wasserwacht in Unterschleißheim
8. lt. Untersuchungen der Autoren
9. aus einem Interview mit Robert Voit
10. Oberbranddirektor Günther Hölzl in seiner Einleitung zum Seminar für Führungskräfte der Feuerwehren, München, 30.11.1996, Wenn Sekunden zählen – Erstdefibrillation
11. ebd.
12. Zitat Brandrat Wolfgang Schäuble, Berufsfeuerwehr München
13. Internetseiten des Bayerischen Landesfeuerwehrverbandes (http://www.lfv-bayern.de)
14. Leben retten (1998) 2:49
15. ebd.
16. ebd.
17. ebd., S 48
18. ebd.
19. ebd., S 47
20. ebd.
21. Internetseiten des Bayerischen Landesfeuerwehrverbandes
22. ebd.
23. ebd.
24. ebd.
25. ebd.
26. ebd.
27. ebd.
28. ebd.
29. ebd., http://www.lfv-bayern.de/first-dfv.htm
30. ebd.
31. ebd., „Einzelheiten der Ausbildung, der Organisation und des Einsatzes orientieren sich an den landesrechtlichen Vorgaben und Strukturen", heißt es dazu.
32. Poguntke P (1999) Den Notfallkoffer stets dabei – Ersthelfer im Streifenwagen. In: Rettungsdienst 3:12-13
33. ebd.

6 Eine Idee im Vergleich

Bis zum Beginn des Jahres 1999 hatten sich die First-Responder-Systeme im Rettungsdienstbereich München eingespielt und waren zu einer festen Einrichtung und damit zum „festen Glied" der Rettungskette geworden. Zahlreiche Impulse zur Weiterentwicklung des Systems waren aufgenommen und vor allem aber auch entwickelt worden. Im Rettungsdienstbereich München waren bis zu diesem Zeitpunkt sechs First-Responder-Systeme etabliert (Oberschleißheim, Unterschleißheim, Aschheim, Großhelfendorf, Feldkirchen und Planegg), an denen sechs Organisationen beteiligt waren: vier Freiwillige Feuerwehren, zwei BRK-Bereitschaften und zwei Ortsgruppen der BRK-Wasserwacht. Drei weitere Systeme befanden sich bereits in Vorbereitung und sind mittlerweile in Dienst gegangen: das der Freiwilligen Feuerwehr in der Stadt Garching, das des Malteser Hilfsdienstes in der Gemeinde Taufkirchen und das der Johanniter in Hohenschäftlarn. Hinzu kam das System der Berufsfeuerwehr München, das sich vor allem als strategisches Mittel zur Bekämpfung des plötzlichen Herztodes verstand. Ausbildung sowie Ausrüstung waren mittlerweile organisationsübergreifend standardisiert und fast alle Einheiten verfügten über eigene Einsatzfahrzeuge. Für die Freiwillige Feuerwehr des Landkreises war die „Einsatzart First Responder" zu einem festen Posten ihrer Gesamtstatistik geworden und die First-Responder-Ausbildung in die Kreisausbildung der Organisation integriert. Einsatzdokumentation und -auswertung zum Zweck der Qualitätssicherung wurden zentral von der Berufsfeuerwehr erledigt. Ein organisationsübergreifender „Arbeitskreis First Responder" mit Vertretern aller im Rettungsdienstbereich München aktiven First-Responder-Gruppen begann sich zu etablieren. Mittlerweile (Herbst 2000) trifft sich dieser Arbeitskreis regelmäßig einmal im Monat. Die Initiatoren des Pilotprojekts hatten ihre Konzepte und Ideen in zahlreichen Gremien sowie auf etlichen Tagungen und Kongressen vorgestellt.

Vor diesem Hintergrund entstand im „Arbeitskreis First Responder" der Gedanke, ein Forum für einen Erfahrungsaustausch weit über den bereits bestehenden Rahmen hinaus zu schaffen. In Zusammenarbeit mit dem Institut für Bildung und Systeminnovationen im Rettungswesen e.V. in Neubiberg/Landkreis München wurde deshalb zu einem organisations- und länderübergreifenden First-Responder-Workshop nach München eingeladen. Das Echo auf diese Ausschreibung übertraf die Erwartungen der Organisatoren: Mehr als 200 Teilnehmer aus ganz Deutschland fanden sich am Tagungsort (Hochschule der Bundeswehr in Neubiberg) ein. Deutlicher hätte der Beweis nicht ausfallen können, wie hoch dieses Thema inzwischen bereits angesiedelt war und welch hohe Akzeptanz die First Responder in vielen Regionen für sich schon beanspruchen konnten. Auf der Referentenliste standen u.a. der Chef der Berufsfeuerwehr München, Vertreter des BRK-Präsidiums, der Kreisbrandinspektion München, der Geschäftsführer des Rettungszweckverbandes München, zahlreiche Notfallmediziner, eine Vertreterin der Bezirksregierung von Oberbayern und der Vorsitzende des Gesundheitsausschusses des Bayerischen Landtags.

Im Mittelpunkt dieses Workshops standen der Gedanken- und Erfahrungsaustausch, Überlegungen zur Weiterentwicklung des Systems, aber auch die kritische Analyse und das Hinterfragen der konzeptionellen Unterschiede von verschiedenen First-Responder-Ansätzen, hier namentlich der Feuerwehr-First-Responder und der Helfer vor Ort des Bayerischen Roten Kreuzes. Aber auch Unterschiede innerhalb der

Feuerwehr wurden deutlich, die sich bis heute an den Begriffen „First-Responder-Gruppen" und „Erste-Hilfe-Trupps" festmachen lassen. Das ist ein Zeichen dafür, dass die Diskussion über die First Responder noch keineswegs abgeschlossen ist und vielleicht sogar erst begonnen hat, aber auch dafür, dass dieser Begriff noch nicht überall dasselbe beinhaltet, auch wenn das Interesse am First Responder ständig wächst.

6.1 Workshop

6.1.1 Gegen den Herztod

„Täglich sterben in der Bundesrepublik 350 Menschen am plötzlichen Herztod – im Jahr insgesamt mehr als 140 000."[1]

Mit dieser ebenso drastischen wie realistischen Statistik begann der Münchener Notfallmediziner und Chirurg Dr. Karl-Georg Kanz seinen Einführungsvortrag „Medizinische Grundlagen der Defibrillation" beim First-Responder-Workshop. Er tat dies nicht ohne Grund. Kanz hatte bereits fünf Jahre zuvor vehement dafür plädiert und letztlich auch durchgesetzt, dass die Frühdefibrillation zur effektiveren Bekämpfung des plötzlichen Herztodes – der immer noch häufigsten Todesursache in Deutschland – gerade durch die Einrichtung der First-Responder-Systeme auf eine breitere Grundlage gestellt wurde. Kanz stellte hier also einen zweiten Aspekt des First-Responder-Konzeptes heraus: Der First Responder soll nicht nur als wirksames Instrument zur Verkürzung des therapiefreien Intervalls überhaupt, sondern vor allem auch in diesem Rahmen als Möglichkeit zur Bekämpfung des plötzlichen Herztodes dienen. Diese Überlegung kann nur betont werden: Unter allen Notfällen ist es beim akuten Herznotfall unstrittig am allerwichtigsten, das therapiefreie Intervall für den Patienten so kurz wie möglich zu halten, denn die Toleranzschwelle des menschlichen Gehirns gegenüber dem durch den Herzstillstand verursachten Sauerstoffmangel ist bekanntlich niedrig. „Nach zehn Minuten beträgt die Überlebenswahrscheinlichkeit nur noch null bis zwei Prozent", betonte Kanz in seinem Vortrag. Der Schluss, den Kanz aus dieser Situation zog, war abermals ein klares Bekenntnis zum First-Responder-Konzept einschließlich des Angebots der Frühdefibrillation. Gleichermaßen gab der erfahrene Notarzt ein realistisches Bild von den Möglichkeiten des Rettungsdienstes wieder:

> *„Eine radikale Verkürzung der Einsatzzeiten ist daher angezeigt, die gesetzlich fesgelegte Hilfsfrist für den Rettungsdienst ist für eine erfolgreiche Reanimation in der Regel zu großzügig bemessen. Da neue Rettungswachen und mehr Notarztstandorte in Zukunft nicht geschaffen werden können, muß die Logistik bestehender bewährter Systeme wie Feuerwehr und Polizei in Kombination mit moderner Technologie genutzt werden."*[2]

First Responder, so ließe sich diese Argumentation auf einen Punkt bringen, ist also kein Experiment, sondern das Gebot der Stunde, wenn man die theoretischen Anforderungen an den Rettungsdienst mit dessen objektiven Möglichkeiten jetzt und in der Zukunft zur Bekämpfung des plötzlichen Herztodes vergleicht. Kanz verwies in diesem Zusammenhang auf das Beispiel der Berufsfeuerwehr München, die ja, wie bereits dargestellt, diesen Ansatz seit 1997 in die Realität umgesetzt und dabei alle ihre Fahrzeuge mit AEDs ausgestattet sowie mehr als 1 500 Feuerwehrleute an diesen Geräten ausgebildet hat.

In den USA bestanden zu diesem Zeitpunkt rund 6 500 Defibrillationsprogramme. Folgenden Punkt beleuchtete Kanz in diesem Zusammenhang eingehender: In einem Vorort von Boston beispielsweise wurden im Rahmen eines Pilotprojkts alle Streifenpolizisten mit halbautomatischen Defibrillatoren ausgestattet. Die Zahl der primär Überlebenden nach Reanimationen im beobachteten Zeitraum stieg in diesem Vorort daraufhin auf über 60 Prozent. Die Forderung des Notfallmediziners lautet demzufolge dahingehend:

> *„Auch die Einsatzkräfte der bayerischen Polizei treffen häufig vor anderen Einsatzkräften am Notfallort ein (...) ... dadurch ergeben sich erhebliche Zeitgewinne, die betroffenen Bürgern zugute kommen können. Erstdefibrillationsprojekte durch die bayerische Polizei würden insbesondere in ländlichen Bereichen die Überlebenschancen der Bürger deutlich verbessern (...), (denn) rund zehn Prozent der Notfallmeldungen laufen zunächst über die Einsatzzentrale der Polizei und werden mit entsprechender Verzögerung an die Rettungsleitstellen weitergeleitet."*[3]

Es scheint, als könnte das Experiment des Oberschleißheimer Polizeiobermeisters – wenn auch in veränderter Form – noch Schule machen.

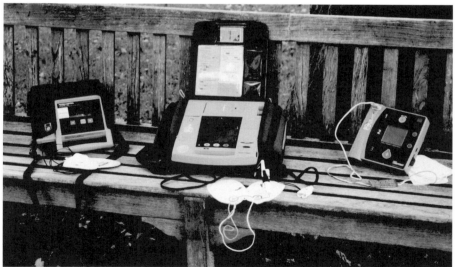

Abb. 1: Eine der wichtigsten Waffen des First Responders ist der AED. Hier ist eine Auswahl verschiedener Produkte der immer leichter zu bedienenden Geräte zur Frühdefibrillation.

Insgesamt acht First-Responder-Projekte wurden auf dem Workshop im Detail vorgestellt, darunter sechs aus dem Landkreis München sowie je eines aus den Nachbarlandkreisen Rosenheim (gemeinsam von Freiwilliger Feuerwehr und BRK-Bereitschaft in der dortigen Gemeinde Feldkirchen betrieben) und Dachau (betrieben von der örtlichen BRK-Bereitschaft in der Gemeinde Haimhausen). Das Projekt Feldkirchen – nicht zu verwechseln mit der gleichnamigen Gemeinde im Landkreis München – war durch die entsprechende Aktivität im benachbarten Großhelfendorf angeregt worden, wo die Freiwillige Feuerwehr eine förmliche Pionierrolle bei den Anfängen des First-Responder-Konzepts für sich in Anspruch nehmen konnte. Das Projekt Haimhausen hatte einen historisch anderen Ursprung: Es basierte auf dem Helfer-vor-Ort-Konzept des BRK und unterschied sich deshalb in seiner Funktionsweise insofern von den Modellen der Feuerwehr, als dass die Haimhauser Helfer nur in den Zeiträumen von 18.00 bis 6.00 Uhr an den Werktagen sowie an den Wochenenden und Feiertagen ganztägig zur Verfügung stehen.

6.1.2 Helfer-vor-Ort-Systeme

Zum Zeitpunkt dieses ersten übergreifenden Workshops waren rund 120 solcher Helfer-vor-Ort-Systeme in ganz Bayern etabliert, wobei die Mehrzahl im Bereich des BRK-Bezirksverbandes Niederbayern/Oberpfalz lag. Dieser Bezirksverband umfasst als einziger in Bayern zwei Regierungsbezirke, die zugleich als diejenigen im Freistaat gelten dürfen, die die meisten ländlichen Strukturen aufweisen. Entwickelt wurde das Helfer-vor-Ort-Konzept beim BRK bereits in den 1980er Jahren. Flächendeckende Verbreitung erfuhr es aber erst ab 1995, was auch an den etwa zeitgleich beginnenden First-Responder-Aktivitäten der Feuerwehren gelegen haben mag. Zielsetzung des Helfers vor Ort war von Anfang an eine, wie es BRK-Vertreter Herbert Putzer auf dem Workshop ausdrückte, „Optimierung der Rettungskette", die vor allem in strukturschwachen Gebieten „geradezu lebensnotwendig" sei, ohne eine Konkurrenz zum Rettungsdienst darstellen zu wollen.[4]

Insofern unterscheidet sich der Helfer vor Ort des BRK kaum vom First Responder der Feuerwehr. Abweichungen gibt es lediglich hinsichtlich der Alarmsicherheit: Bei der Feuerwehr kann prinzipiell – analog zu den anderen Einsatzdiensten der Feuerwehr – von einer 24-Stunden-Verfügbarkeit des First Responders ausgegangen werden, beim BRK (und natürlich auch bei den anderen Hilfsorganisationen) muss hingegen davon ausgegangen werden, dass die Helfer vor Ort nur abends, nachts sowie an Wochenenden und Feiertagen ausrücken. Das sind also Zeiten, in denen rein Ehrenamtliche nicht an ihren Arbeitsplätzen zu sein haben. Alarmiert werden die Helfer in aller Regel per Funkmeldeempfänger direkt von der jeweiligen Rettungsleitstelle, wobei angemerkt werden muss, dass das BRK 25 von insgesamt 26 Rettungsleitstellen im Freistaat Bayern betreibt. Ein gravierender Unterschied besteht in einem Aspekt der Einsatztaktik. „Die Helfer", so erläuterte Putzer, „sind überwiegend mit ihrem privaten Pkw mit der Kennzeichnung durch Dachaufsatz, BRK im Einsatz, unterwegs."[5] Das heißt in der Praxis, dass die Helfer vor Ort nach wie vor nur in den Fällen über Einsatzfahrzeuge verfügen, in denen der Fuhrpark ihres Kreisverbandes dieses ermöglicht. Dies wiederum bedeutet, dass die überwiegende Mehrzahl aller Fahrten zum Einsatzort ohne Sondersignal erfolgen muss. In den meisten Fällen steht auch kein BOS-Funk zur Verfügung. Außerdem waren Anfang 1999 – nach Aussage des BRK-Präsidiums – nur 40% aller Helfer-vor-Ort-Systeme in der Lage, die Frühdefibrillation durchzuführen.

Deren flächendeckende Einführung zählte demzufolge zu den Wünschen und Forderungen, die das BRK an die Weiterentwicklung der First-Responder- bzw. Helfer-vor-Ort-Systeme knüpfte. Hinzu kamen Bedenken, die Dynamik der First-Responder-Aktivitäten verschiedener Organisationen könne einen „Wildwuchs von Standorten" auslösen, dessen Ergebnis ein „Konkurrenzkampf der Systeme" und ein „Wettrennen" um Patienten sein würde: „Bei künftigen Standorten muss bei Planung und Genehmigung immer mit berücksichtigt werden, ob ein erheblicher Zeitvorteil bis zum Eintreffen am Notfallort gegenüber dem Rettungsdienst besteht."[6] Schließlich befürwortete der BRK-Vertreter eine direkte Alarmierung über die Rettungsleitstellen sowie eine „qualifizierte und einheitliche" Aus- und Fortbildung für alle First-Responder- und Helfer-vor-Ort-Systeme sowie eine durchgängige Qualitätssicherung. Auch erhob das BRK bei der Veranstaltung eine klare Forderung an die Politik, über die bereits besprochene Novellierung des Bayerischen Rettungsdienstgesetzes hinauszugehen: „Eine Entschädigung für die Helferinnen und Helfer beispielsweise durch eine steuerliche Vergütung wäre eine angemessene Anerkennung."[7]

Man muss nicht unbedingt sofort den Vergleich mit der steuerlichen Absetzbarkeit von beispielsweise Parteispenden ziehen, um diesen Vorschlag vorbehaltlos zu unterstützen. Abgesehen davon, dass die Helfer wirklich in bescheidenem Maße von einer solchen Möglichkeit profitieren könnten, würde der Staat mit einer entsprechenden Anweisung an die Finanzverwaltung ein noch weitaus wichtigeres Signal setzen: Er würde deutlich machen, dass er ehrenamtliches Engagement im Gemeinwesen anerkennt und schätzt, ohne dass sich dieses Engagement jeden Tag in spektakulären Aktionen niederschlagen muss. Aus wirtschaftlicher Sicht wäre ein solcher Schritt ebenfalls zu rechtfertigen: Eine schnelle und qualifizierte Erstversorgung von Notfallpatienten spart Behandlungs- und Rehabilitationskosten. Das ist ein Argument, welches im Übrigen genauso für den Rettungsdienst gilt, in der öffentlichen Diskussion über die Gesundheitskosten aber leider kaum berücksichtigt wird.

In Bezug auf die alltägliche Einsatzpraxis beleuchtete ein Vertreter des BRK-Kreisverbandes Rosenheim die Helfer-vor-Ort-Konzeption am Beispiel zweier Systeme in seinem Landkreis. Eine seiner Hauptanregungen vor dem organisationsübergreifenden Forum galt der Kooperation und Zusammenarbeit:

„Organisationsabgrenzungen zwischen Sanitätsbereitschaften, der Wasserwacht, der Bergwacht, der Feuerwehr und anderen Rettungsdienstorganisationen müssen beim First Responder zum Wohle des Notfallpatienten, wie die Grenzen der Europäischen Gemeinschaft, der Vergangenheit angehören."[8]

Darüber hinaus stellte der BRK-Vertreter die Notwendigkeit eines einheitlichen Standards bei Ausbildung (mit dem Vorschlag eines obligatorischen Rettungswachenpraktikums) und Ausrüstung (unter Einbeziehung der Frühdefibrillation) heraus. Am interessantesten erschien jedoch seine Argumentation, welche Perspektiven sich aus der First-Responder- sowie Helfer-vor-Ort-Tätigkeit für die Rotkreuzbereitschaften vor dem Hintergrund ihrer kontinuierlich abnehmenden Bedeutung im Rettungsdienst ergeben könnten:

„Neben der Arbeit in sogenannten Schnelleinsatzgruppen finden Ehrenamtliche der Sanitätsgemeinschaften auch in First-Responder-Systemen – dort wo sie notwendig sind – ein weiteres motivierendes Aufgabenfeld zur Verstärkung der Rettungskette."[9]

Der BRK-Vertreter prägte für diese Verstärkung – den First Responder – auch gleich eine neue Beschreibung: „Partner des Rettungsdienstes." Dieses Statement enthielt zwei zentrale Aussagen: First Responder/Helfer vor Ort kann der Ausdruck einer neuen Sinngebung des ehrenamtlichen Sanitätsdienstes sein, nachdem dessen Rolle im Rettungsdienst durch die mit Recht voranschreitende Professionalisierung dieses Apparats de facto ausläuft. Der Katastrophenschutz wiederum, der ohnehin nur selten zum Einsatz kommt, reicht nicht aus, um alleine ein langfristig motivierendes Aufgabenfeld darzustellen. Schließlich benötigt aber auch ein ausgebauter und hochprofessionell arbeitender Rettungsdienst qualifizierte Unterstützung: zum einen zur Überbrückung von Wartezeiten in Phasen der Spitzenauslastung und zum anderen in Fällen der kurzfristigen Überbelastung seiner Kapazitäten. Besser hätte der Charakter der First-Responder-Konzeption als Ergänzung zum Rettungsdienst kaum beschrieben werden können.

Der BRK-Vertreter streifte noch zwei weitere Aspekte: Der First Responder dürfte seine mitunter exponierte Tätigkeit nicht dazu benutzen, um eine eventuelle Notkompetenz künstlich auszureizen. Ein solches Handeln würde dem System nur schaden und – so muss angefügt werden – all denjenigen Kritikern Munition liefern, die die medizinischen Befugnisse sowie Fertigkeiten des First Responders bestenfalls auf ein nicht mehr sinnvolles Minimum beschränken wollen. Zudem appellierte der Rotkreuzvertreter auch angesichts der immer breiter ausgebauten First-Responder-Systeme, nicht in der Erste-Hilfe-Breitenausbildung nachzulassen: „Die Rettungskette enthält immer noch die Glieder ‚Lebensrettende Sofortmaßnahmen' und ‚Notruf' als Aufgabe für jeden Bürger."[10]

Auch diesem Hinweis ist zuzustimmen. Durch den Beschluss der Bundesregierung, die öffentliche Förderung von Erste-Hilfe-Kursen im Rahmen der früheren Zivilverteidigung einzustellen, ist ohnehin zu erwarten, dass die ausbildenden Hilfsorganisationen bald gezwungen sein werden, Gebühren von ihren Kursteilnehmern zu erheben, was die Bereitschaft zur freiwilligen Teilnahme sicher nicht steigern wird. Dann kommt noch der psychologische Effekt hinzu: Der Ersthelfer würde in seiner Bedeutung auf das Wählen der Notrufnummer reduziert werden und letztlich als ein Glied der Rettungskette in dem Maße ausfallen, welches ein Erstarken eines anderen – in diesem Fall des First Responders – als Resultat haben würde. Die Folge wäre also eine Kräfteverlagerung in der Rettungskette, aber nicht die erhoffte Verstärkung.

6.1.3 „Helfer vor Ort"

Zunächst ein Vergleich: Im Spätsommer 2000 trat der Landesverband Hessen des Deutschen Roten Kreuzes (DRK) mit der Ankündigung an die Öffentlichkeit, das

Helfer-vor-Ort-System in seinem Bundesland sukzessive flächendeckend einführen zu wollen. In der Ausgabe 9/2000 der Zeitschrift *Rettungsdienst* wurde dieser Plan, dem – so der Autor – eine jahrelange Orientierungs- und Entwicklungsphase vorausging, einschließlich der vier Hauptargumente, die nach Ansicht des DRK Hessen für seine Umsetzung sprechen, vorgestellt. Wenn das hessische DRK-Konzept vom Grundsatz her auch zu begrüßen ist (und das vor allem wegen seines Ansatzes, von Anfang an einen landesweit einheitlichen Helfer-vor-Ort-Standard zu setzen), so geben diese Hauptargumente dennoch zum Erstaunen Anlass. Denn aufgeführt sind ausschließlich verbandspolitische Aspekte:

- die Gefahr, dass „Dritte sich für diesen Bereich interessieren beziehungsweise diesen Bereich übernehmen"
- das Bestreben des DRK, der Bevölkerung ein komplettes Programm qualifizierter Hilfe anzubieten
- das „neue und interessante Aufgabenfeld für Ehrenamtliche"
- Defizite im Ausbildungsniveau der Bevölkerung in Erster Hilfe.[11]

Es fällt also kein Wort von der Überbrückung der mitunter zu langen Hilfsfrist oder des möglicherweise zu langen therapiefreien Intervalls. Das Wort „Hilfsfrist" findet sich in dem Beitrag nur einmal im Zusammenhang mit den Richtlinien des DRK Hessen zum Helfer vor Ort:

> *„... Der Helfer vor Ort wird im Rahmen der Rettungskette zur Laienhilfe gerechnet. Ausgehend von diesem Gesichtspunkt soll der Helfer vor Ort weder die Hilfsfrist angreifen noch die Hilfsbereitschaft der Bevölkerung ersetzen ..."*[12]

Auch die Aussage, die Hilfsfrist nicht anzugreifen, bleibt erklärungsbedürftig. Fragen offen lässt auch die Tatsache, dass die Frühdefibrillation offensichtlich nicht von vornherein zum integrierten Standard des ansonsten exakt durchdachten hessischen Ausbildungskonzepts gehören soll („... dass der Einsatz von Defi-Halbautomaten nur nach entsprechender Ausbildung und Einweisung erfolgen darf."[13]). Diskussionswürdig scheint zudem, dass die Standards vorsehen, den hessischen DRK-Helfer-vor-Ort „in aller Regel mit dem Privat-Pkw ohne Sondersignaleinrichtungen" zum Einsatz zu schicken, weil „die meist kurzen Strecken eine derartige Ausrüstung überflüssig machen".[14] Im gleichen Maße lobend hervorgehoben werden müssen dagegen die im Konzept vorgesehenen regelmäßigen Fortbildungen und Debriefings für die Helfer vor Ort sowie die lückenlose Einsatzdokumentation.

Festzuhalten bleibt letztlich: Hinsichtlich der Fragen „Hilfsfrist", „Frühdefibrillation" und „Einsatz mit Privatfahrzeugen" scheint beispielsweise der südliche Nachbarverband des DRK Hessen, das BRK, bereits bei dem Neubiberger Workshop – also schon zu einem wesentlich früheren Zeitpunkt – zu weiterführenden Ergebnissen gekommen zu sein. Nicht ganz verständlich ist dann, wieso das DRK Hessen während seiner jahrelangen Entwicklungsphase diese Erkenntnisse nicht sichtbar in seine Planungen einfließen lassen hat, sondern vielleicht jetzt manche Erfahrungen noch einmal machen muss.

6.1.4 Qualität der Feuerwehrarbeit

Adolf Fritz, Kreisbrandrat und Leiter der Feuerwehren im Landkreis München, ließ Planung, Ablauf und Ergebnisse des Pilotprojekts von 1994 Revue passieren, bevor er seine Gedanken zur Weiterentwicklung der First-Responder-Konzeption bei den Feuerwehren formulierte. Fritz ließ keinen Zweifel daran, dass die First-Responder-Tätigkeit in seinen Augen eine deutliche Qualitätssteigerung der Feuerwehrarbeit bewirkt:

> *„Wir müssen den Mut haben, die Qualität unserer Feuerwehreinsätze vor die Quantität zu setzen. Glasscherben nach einem Unfall könnten auch die Bauhöfe der Gemeinden oder andere Einrichtungen von der Straße entfernen."*[15]

Gleichzeitig appellierte er an seine eigene Organisation, diesen möglichen neuen Aufgabenbereich aufgeschlossener zu betrachten: „Die Feuerwehren müssen frei werden von der Angst, überfordert zu werden." Zudem mahnte er an, der qualifizierten Erste-Hilfe-Ausbildung in der Feuerwehr generell ein größeres Gewicht zu verleihen und das First-Responder-System in der Öffentlichkeit noch wesentlich bekannter zu machen. Denn, so das rückhaltlose Bekenntnis des Kreisbrandrats zum First Responder, „die Idee muß zum Selbstläufer werden und sich im Schnellballsystem verbreiten."[16]

Ein Vertreter der Berufsfeuerwehr München, Oberbranddirektor Günther Hölzl, nutzte sein Referat insbesondere dazu, um den First Responder nach dem von der Berufsfeuerwehr durchgeführten Konzept als wirksame Waffe zur Bekämpfung des plötzlichen Herztodes herauszustellen und um eine weitere Lanze für die Erstdefibrillation zu brechen:

> *„Mich stimmt es aber nachdenklich, wenn wir uns in der Bundesrepublik als hochtechnisierte Gesellschaft bezeichnen und dann in der Gesundheitsvorsorge immer noch mit beschämenden Statistiken, insbesondere zu den Überlebensraten bei Herz-Kreislauf-Stillstand, aufwarten müssen."*[17]

Hölzl bezog sich dabei auf die in seinen Augen (und auch in den Augen anderer) unzureichende Ausnutzung der technischen Möglichkeiten (also primär des Einsatzes von AEDs), die es unzweifelhaft auch dem entsprechend ausgebildeten Ersthelfer gestatten, das Herzkammerflimmern als häufigste Ursache des plötzlichen Herztodes mit dem einzig probaten Mittel zu bekämpfen. Er verwies dabei auf das Beispiel der USA, wo sich diese Erkenntnis schon seit längerem auf breiter Front durchgesetzt hat:

> *„So ist der Durchbruch bei der Erstdefibrillation in Übersee insofern gelungen, als dort Polizei, Nationalparkaufseher und auch schon vereinzelt Fluggesellschaften mit AEDs ausgestattet werden."*[18]

Hölzl, der auch in seinem Dienstwagen einen AED mitführt, leitete von dieser Problematik zum First Responder über:

> „*Es werden daher von den Befürwortern immer mehr First-Responder-Einheiten mit dem Ziel zum Einsatz gebracht, die Hilfsfristen zu verkürzen, um damit die Überlebenschancen vor allem bei Herz-Kreislauf-Stillstand zu erhöhen.*"[19]

Diese Strategie werde auch durch die Tatsache bekräftigt, dass die gesetzlich vorgeschriebene Hilfsfrist des Rettungsdienstes im Bundesland Bayern bei zwölf Minuten liegt. In Fällen von Herz-Kreislauf-Stillstand ist das ein Zeitraum, der für eine erfolgreiche Wiederbelebung nur wenig Chancen lässt. Die Möglichkeiten, diese Situation allein durch einen breiteren Ausbau des Rettungsdienstes zu verbessern, beurteilte Hölzl skeptisch: „Es ist jedoch verständlich, wenn man von der Hilfsfrist nicht abgehen kann, weil die Kosten für die Vorhaltung im Rettungsdienst progressiv anwachsen würden." Auch hier zeige das First-Responder-Konzept durchaus einen Lösungsansatz: „Diese Einheiten sind nach meiner Meinung ein wirtschaftlich vertretbares Konzept, um die Hilfsfrist in den medizinisch erforderlichen Fällen zu kompensieren."[20]

Unter den 74 Alarmierungen für die First Responder der Münchener Berufsfeuerwehr im Jahr 1998 gab es nach Hölzls Angaben zehn Reanimationen, bei denen in fünf Fällen der AED zum Einsatz kam. Immerhin einer dieser fünf Wiederbelebungspatienten verdankt sein Leben nachweisbar dieser schnell erfolgten Erstdefibrillation. Wobei, und so merkte Hölzl konsequent an, die First Responder und AED-Einsatz-Potenziale in einer Großstadt wie München noch bei weitem nicht so ausgeschöpft worden seien wie beispielsweise an einigen Orten in den USA.

6.1.5 Statistik

Um diese Potenziale zu erreichen und dem First Responder auch als Instrument zur Bekämpfung des plötzlichen Herztodes zum Durchbruch zu verhelfen, plädierte Hölzl für Führung einer lückenlosen Statistik im Sinne eines umfassenden Qualitätsmanagements: „Die Statistik ... muß auch die Diagnose, die Therapie vor Ort bis zur Klinik und den Genesungsweg des Patienten beinhalten."[21] Die Realisierung dieser Forderung, die Hölzl erhob, würde zugleich die Voraussetzung für die Erfüllung der zweitgenannten schaffen, nämlich „daß auch die Kostenträger ein Interesse an einer derartigen Struktur, zumindest an einer statistischen Auswertung mit Auswirkungen auf die Gesamtkosten des Gesundheitswesen, bekunden ..."

Ein wesentlicher Punkt in der Argumentation ist hierbei: Könnte der wissenschaftlich nachvollziehbare Beweis erbracht werden, dass der volkswirtschaftliche Nutzen der First-Responder-Konzeption höher ist als eine Größe X, die die Kostenträger im Gesundheitswesen vielleicht eines Tages zu ihrer Finanzierung beizutragen hätten, wäre die Ablehnung einer solchen Förderung unter Hinweis auf die nötige Kostendämpfung im Gesundheitswesen hinfällig. Oder noch deutlicher auf den Punkt gebracht: Ähnlich wie beim Rettungsdienst könnte auch beim First Responder der Beweis, dass sein schneller Einsatz mithilft, Klinik- und Rehabilitationskosten von Notfallpatienten entscheidend zu senken, die Kostenträger für diese Idee interessieren und diese unter Umständen förderungswürdig machen. Hölzl schlug deshalb vor, diesen Nachweis in Forschungsprojekten zu führen, deren Basis eine lückenlose Statistik und Patientendokumentation aller First-Responder-Einsätze bilden sollte. In diesem Zusammenhang mahnte er auch die verstärkte Unterstützung der Politik an.

Der Mediziner Dr. Andreas Dauber vom Landesfeuerwehrverband Bayern, der die bisherige Verankerung des First Responders im Bayerischen Rettungsdienstgesetz als „völlig unzureichend" wertete, ging auf folgenden Aspekt ein:

> *„Es kann und darf nicht sein, daß sich Verwaltungsjuristen der Rettungszweckverbände hinter den fehlenden Ausführungsbestimmungen des Rettungsdienstgesetzes verstecken und damit Projekte scheitern lassen."*[22]

Zur Durchsetzung dieser politischen Forderungen sprach er sich klar für eine enge Zusammenarbeit aller Organisationen aus, die auf diesem Gebiet tätig sind. Der Landesfeuerwehrarzt sah für seine eigene Organisation folgende Zukunft:

> *„Der First Responder wird sich bei allen Feuerwehren ebenso etablieren wie die technische Hilfeleistung; nicht jede Feuerwehr wird es durchführen können, aber die Grundlagen sollten bayernweit geschaffen werden."*[23]

6.1.6 Ausbildungskonzept

Ärztlicherseits forderte Dauber:

- ein gemeinsames, modulares Ausbildungskonzept aller Hilfsorganisationen nach dem Schema der bisher bewährten 80-Stunden-Ausbildung
- die durchgehende Ausstattung der First Responder mit AEDs
- eine Alarmierungs- und Ausrücke-Ordnung, um Missverständnissen mit den alarmierenden Rettungsleitstellen vorzubeugen
- eine einheitliche Dokumentation
- ärztliche Ansprechpartner für jedes Projekt
- kontinuierliche Aus- und Fortbildungen für alle First Responder zur Qualitätssicherung.

Um eine Integration der Feuerwehr-First-Responder in ihren eigenen Wehren sicherzustellen, warnte er vor der „Bildung von Spezialeinheiten": „First-Responder-Einheiten dürfen nie zum Selbstzweck und zur Spielwiese Einzelner werden."[24] Vor Befürchtungen, die Feuerwehr könne sich selbst mit der Übernahme solcher Aufgaben überfordern, sollten eine gute Ausbildung und eine exakte Alarmierungsordnung von vornherein schützen. Denn im Gegensatz zu den anderen Referenten seiner Organisation sah Dr. Dauber im First-Responder-Wesen ein noch weitaus größeres Zukunftspotenzial für die Feuerwehr: „... über eine grundsätzliche Neudefinition als Pflichtaufgabe mit der damit verbundenen Übernahme des Lohnausfalls muß nachgedacht werden."[25] Zwar war diese Äußerung zurückhaltend, doch der Landesfeuerwehrarzt war letztlich der einzige Redner, der das Wort „Pflichtaufgabe" in Zusammenhang mit der Feuerwehr überhaupt in den Mund nahm. Da – möglicherweise aufgrund der kurzen Erwähnung und vorsichtigen Formulierung – dieser Punkt in der anschließenden Diskussion nicht vertieft wurde, kann über die Reaktion der Tagungsteilnehmer auf diese immens politische Forderung nichts gesagt werden. Auffällig bleibt nur, dass sie, wie bereits erwähnt, von den übrigen Vertretern der Feuerwehr nicht aufgegriffen, sondern die bekannte Argumentationsrichtlinie weiterverfolgt wurde, wonach der First-Responder-Dienst bei der Feuerwehr primär eine freiwillige Sache sei.

6.1.7 Linderung des wirtschaftlichen Drucks

Günther Nömer, Geschäftsführer des Rettungszweckverbandes München, gestand ganz offen ein, wie ambivalent die Reaktion der öffentlichen Verwaltung war, als das bis dahin unbekannte First-Responder-Konzept in München aufkam. Die Tatsache, dass es in München entstanden war, vermerkte Nömer zu diesem Zeitpunkt nicht ohne Stolz. Schließlich sei man doch zu dem Schluss gekommen, „daß man das Ganze fördern muß". Auch aus staatlicher Sicht sei es zu begrüßen, wenn ein Ausbau dieser Aktivitäten nicht nur „feuerwehrbezogen", sondern koordiniert und organisationsübergreifend erfolgen würde: „Der First Responder wird im Endeffekt auch nur dann anerkannt werden und seine Zukunft nur gesichert werden können, wenn alles einheitlich geschieht."[26]

Als Handlungsfeld in unmittelbarer Zukunft mit hoher Priorität bezeichnete Nömer eine bessere Öffentlichkeitsarbeit in den einzelnen Gemeinden. Damit, so seine Überlegungen, könnte über die breitere Bekanntmachung des First-Responder-Gedankens hinaus noch ein weiterer positiver Nebeneffekt erzielt werden: eine Stärkung des öffentlichen Bewusstseins für die Wichtigkeit der Ersten Hilfe.

Der Zweckverbandsgeschäftsführer sah den First-Responder-Dienst auch als Mittel zur Linderung des wirtschaftlichen Drucks auf den Rettungsdienst. Aus dem Blickwinkel der Medizin, so Nömer, müsste der Rettungsdienst in einer Weise ausgebaut sein, die die Hilfsfrist auf fünf Minuten beschränkt. Ein solcher Ausbau sei wirtschaftlich aber nicht darstellbar. So habe man sich in Bayern für den sogenannten „goldenen Schnitt" entschieden: zwölf Minuten Hilfsfrist im städtischen, 15 Minuten im ländlichen Bereich. „Wenn Sie das Gesetz beziehungsweise den Kommentar durchlesen", so führte Nömer weiter aus, „muß die Hilfsfrist zu 95 Prozent gewährleistet sein, ansonsten trifft den Rettungszweckverband irgendwo ein Organisationsverschulden."[27] Somit bleibt, so ließe sich dieser Gedankengang fortsetzen, letztlich eine Art Grauzone von fünf Prozent aller Notfälle, bei der sich die Hilfsfrist von vornherein nicht einhalten lässt (beispielsweise weil gerade der Rettungsdienst mit Spitzenauslastungen eingedeckt ist oder weil die dem Notfall am nächsten gelegenen Rettungswachen gerade unbesetzt sind, da sich die Fahrzeuge anderweitig im Einsatz befinden). Die zusätzlichen Rettungsmittel, die nun nötig wären, diese fünf Prozent zu versorgen, sind nicht finanzierbar: Die Betriebskosten eines zusätzlichen, rund um die Uhr besetzten Fahrzeuges bezifferte Nömer für München auf „gleich eine Million Mark". Auch hier könnte der First Responder als Form der örtlich organisierten Hilfe einspringen und die Lücke schließen, die der Rettungsdienst offen lassen muss. Dennoch betonte Nömer mit voller Berechtigung, dass „der First Responder nicht dazu führen darf, daß Rettungswachen in Frage gestellt werden."[28]

Dieser Gedankengang, mag er im Vortrag des Zweckverbandsgeschäftsführers auch nicht gar so stringent geäußert worden sein, gibt natürlich dem Charakter des

First Responders als ergänzendes Element des Rettungsdienstes einen neuen Sinn: Er bedeutet nicht nur eine Ergänzung im einsatztaktischen, sondern auch im wirtschaftlichen Sinne. Die Warnung, effektive First-Responder-Systeme an einigen Orten nicht als Grund dafür zu nehmen, den Rettungsdienst nicht weiter strukturell auszubauen, ist hier nur allzu sehr berechtigt. Nicht einmal unterschwellig sollten solche Gedanken in die Planung einfließen. Aber dennoch: Wer will garantieren, dass solche Gedanken abseits der Sitzungsprotokolle und Planungsvorlagen gerade angesichts der öffentlichen Finanzknappheit und der permanenten Debatte um die Kostenbegrenzung im Gesundheitswesen nicht doch manchmal eine Rolle spielen könnten? Oder: Wer wollte es den Verantwortlichen denn verübeln, wenn First-Responder-Systemen bei diesem Dilemma eine geradezu strategische Rolle zugewiesen wird? Der Ausbau des Rettungsdienstes stößt gegenwärtig aus den oben genannten Gründen an seine Grenzen, das Reservoir an noch möglichen First-Responder-Systemen im Land ist aber theoretisch genauso groß wie die Anzahl aller Feuerwehren und Gliederungen der Hilfsorganisationen.

6.1.8 „Ein zartes Pflänzchen"

Des Öfteren war bei diesem Workshop die Politik zur Schaffung der nötigen Rahmenbedingungen gefragt, um das First-Responder-Wesen gesetzlich noch besser zu verankern. Ihr Vertreter, Joachim Wahnschaffe, Vorsitzender des gesundheitspolitischen Ausschusses des Bayerischen Landtags, konnte hier nur begrenzt Hoffnung machen. Zwar sei es unstrittig, dass der First Responder einen wesentlichen Zeitvorteil bei der Erstversorgung von Notfallpatienten erreiche, der besonders bei der Bekämpfung des plötzlichen Herztodes zum Tragen komme und das gesamte System beispielhaft sei, doch sei eine Stärkung seiner Stellung mit den Mitteln der Gesetzgebung nicht in Sicht. Wahnschaffe äußerte dazu:

> *„Herausgekommen ist (bei der Novellierung des Bayerischen Rettungsdienstgesetzes zum 01.01.1998, Anm. d. Verf.) lediglich eine Bestimmung, wonach – soweit die Aufgaben der Rettungsleitstelle nicht beeinträchtigt werden – die Rettungsleitstelle mit Zustimmung des Rettungszweckverbandes die Alarmierung von örtlichen Einrichtungen organisierter Hilfe übernimmt. (...) Ein zartes Pflänzchen, das man pflegen muß."*[29]

Die Arbeitsgemeinschaft der Leiter der Berufsfeuerwehren in Bayern hatte bei der Anhörung der Verbände zur Gesetzesnovelle explizit gefordert, die Erprobung der First Responder im neuen Gesetz zu verankern – ein Anliegen, das nach wie vor zur Realisierung ansteht. Aber, um Wahnschaffe erneut zu zitieren, „vielleicht geht von diesem Workshop ein Impuls aus, die guten Erfahrungen, die bei den Pilotprojekten gesammelt wurden, flächendeckend umzusetzen."[30]

Inwieweit der Impuls, der zweifellos von der ersten Veranstaltung dieser Art ausging, in der Politik seinen Niederschlag findet, bleibt noch abzuwarten.

6.1.9 Fazit des Workshops

Festzuhalten bleiben die konkreten Erkenntnisse und Ergebnisse, die dieser übergreifende Workshop brachte:

- First-Responder-System und Helfer-vor-Ort-System unterscheiden sich nicht in ihrer Zielsetzung, jedoch in der Einsatzpraxis. Nur die wenigsten Helfer-vor-Ort-Systeme können aufgrund ihrer Struktur eine 24-stündige Alarmsicherheit gewährleisten, wohingegen dies bei der Feuerwehr zum festen Standard gehört. Zudem weisen die Helfer-vor-Ort-Systeme einsatztaktische Defizite durch den häufigen Mangel eigener Einsatzfahrzeuge auf.
- Als unbedingte Voraussetzung für die Weiterentwicklung des Gesamtsystems ist ein einheitliches Niveau aller First-Responder- oder Helfer-vor-Ort-Systeme bei Ausbildung, Ausrüstung und Alarmierung erforderlich.
- Unabhängig davon beanspruchen die Hilfsorganisationen aufgrund ihres Organisationscharakters eine bevorzugte Position bei der Einrichtung neuer Systeme.
- Die Frühdefibrillation hat bei allen Systemen zum festen Standard zu gehören, weil der First Responder/Helfer vor Ort besonders im städtischen Bereich auch als strategisches Mittel zur effektiveren Bekämpfung des plötzlichen Herztodes dienen kann.
- Der First Responder/Helfer vor Ort hat angesichts begrenzter Mittel für den weiteren flächendeckenden Ausbau des Rettungsdienstes auch einen starken wirtschaftlichen Aspekt: Er eignet sich dazu, Lücken des Rettungsdienstes zu schließen, die dieser aus finanziellen Gründen offen lassen muss.
- Gleichwohl dürfen First-Responder-Systeme niemals als Argument benutzt werden, um bestehende Einrichtungen des Rettungsdienstes in Frage zu stellen oder in Planung befindliche nicht zu realisieren.
- Um eine starke Stellung gegenüber Politik und Öffentlichkeit zu erreichen, müssen alle Organisationen mit First-Responder-Aktivitäten eng zusammenarbeiten und gemeinsam auftreten.
- Eine effektive Öffentlichkeitsarbeit könnte auch dazu beitragen, die Bedeutung der Ersten Hilfe stärker im öffentlichen Bewusstsein zu verankern.
- Die Konkurrenz verschiedener Systeme zueinander sowie Versuche, als First Responder mit dem Rettungsdienst in Konkurrenz zu treten, müssen ausdrücklich als Fehlentwicklungen abgelehnt werden.
- Eine lückenlose Dokumentation und ein striktes Qualitätsmanagement im First-Responder-System nutzen nicht nur dem Patienten, sondern dienen auch dem wissenschaftlichen Nachweis der Erfolge des Systems. Durch diese würde wiederum eine Quantifizierung des volkswirtschaftlichen Nutzens des First-Responder-Systems als Argumentationshilfe bei einer Förderung durch die Kostenträger des Rettungsdienstes in der Zukunft möglich werden.
- Eine über das jetzige Maß hinausgehende Verankerung des First Responders in der Rettungsdienstgesetzgebung ist notwendig, um eventuelle Widerstände der Verwaltung gegen die Implementierung von First-Responder-Systemen von vornherein unwirksam zu machen. Auch eine mögliche Förderung der

First Responder, egal auf welche Weise, ließe sich so auf eine neue Grundlage stellen.
- Sowohl Feuerwehren als auch Hilfsorganisationen sehen im First-Responder-Dienst eine qualitative Aufwertung der Arbeit ihrer ehrenamtlichen Mitglieder, von der eine starke Motivation ausgeht. Besonders die Hilfsorganisationen sehen darin einen effektiven Ausgleich für den zurückgehenden ehrenamtlichen Anteil im Rettungsdienst.

6.2 Medizinische und juristische Analysen

Zu vergleichbaren Schlüssen kommen der Ärztliche Leiter des Rettungsdienstes Köln und Leiter des Instituts für Notfallmedizin der Berufsfeuerwehr Köln, Dr. med. Dr. rer. nat. Alex Lechleuthner, sowie der Jurist Dr. Karsten Fehn in einer Analyse des „Einsatzes von First Respondern im öffentlichen Rettungsdienst". Sie stellen die immense Bedeutung des Zeitfaktors bei Wiederbelebungspatienten und die Bemühungen zur Verkürzung der Hilfsfrist durch First-Responder-Systeme heraus. Die größten Aussichten auf Erfolg haben nach Lechleuthner – und auch nach anderen – Wiederbelebungsmaßnahmen, die in der ersten Minute nach Eintreten des Herz-Kreislauf-Stillstandes beginnen (80%). Mit fortschreitender Zeit verschlechtern sich diese Chancen rapide: nach fünf Minuten auf weniger als 50%, nach acht Minuten tendieren sie nahe gegen null Prozent. Daraus folgt, dass jede Minute unter der Acht-Minuten-Grenze, in der mit Wiederbelebungsmaßnahmen begonnen wird, die Chancen auf ein folgenloses Überleben für den Reanimationspatienten verdoppelt. Kommen moderne Wiederbelebungstechniken also in diesem definierten Zeitfenster zum Einsatz, hat der Notfallpatient mit Herz-Kreislauf-Versagen beste Aussichten auf eine gutes Outcome. Entscheidend ist also der Faktor Zeit.

Das ist eine Herausforderung für den Rettungsdienst, welcher bei Annahme dieser an seine Grenzen stoßen muss. Lechleuthner meint dazu:

> *„... (es) ist unschwer erkennbar, dass Hilfsfristen (in der Regel unterschiedlicher Definition) von acht Minuten und länger in den Rettungsdienstgesetzen zwar ein rasches Eintreffen garantieren sollen, aber eben bereits jenseits des medizinisch vorgegebenen Zeitfensters für den schlimmsten medizinischen Notfall, den Herz-Kreislauf-Stillstand, liegen. Die geringen Erfolgsraten von meist unter zehn Prozent aller Wiederbelebungen sind deshalb nicht verwunderlich."*[31]

Lechleuthner kommt letztlich zu dem Schluss (und da ist ihm nur zuzustimmen), dass der Rettungsdienst in Deutschland zwar personell und technisch durchaus dazu in der Lage ist, erfolgreiche Wiederbelebungen durchzuführen, aber seine durchschnittlichen Hilfsfristen schon aufgrund der gesetzten Planvorgaben dafür keineswegs ausgelegt sind. Da der naheliegende Weg für ein Herauskommen aus dieser Zwangslage – also ein deutlicher Ausbau des Rettungsdienstes in seiner Breite – nicht finanzierbar ist, wird sich an dieser unbefriedigenden Situation grundsätzlich nichts ändern.

„Alles, was zur Verkürzung der Hilfsfrist, also vom Kollaps bis zum Beginn der wirksamen Maßnahmen, beiträgt, ist deshalb begrüßenswert und sinnvoll", folgert Lechleuthner.[32]

Lechleuthner und Fehn unterscheiden zwischen zwei First-Responder-Modellen, nämlich zwischen den hauptamtlichen Systemen und den freiwilligen oder ehrenamtlichen Systemen. Ein typischer Vertreter des hauptamtlichen Systems wäre dabei eine Berufsfeuerwehr (wie die von München), die einen Teil ihrer ständigen Pflichtvorhaltung an Personal und Fahrzeugen für den Brandschutz auch dazu benutzt, in Phasen der Spitzenabdeckung des Rettungsdienstes zur Erstversorgung medizinischer Notfälle als Voraus-Einheiten einzusetzen. Die Einsatzkräfte, die hier als First Responder agieren, also die Angehörigen einer Berufsfeuerwehr, versehen diesen Dienst zwar als Teil ihrer beruflichen Tätigkeit, sind aber darüber hinaus natürlich auch mit allen anderen Feuerwehraufgaben betraut, also – nach Lechleuthners Formulierung – multifunktional tätig. Gleiches gilt im übertragenen Sinne für ihre Fahrzeuge, die zwar mit medizinischen Geräten bestückt, aber nicht der Vorhaltung des Rettungsdienstes hinzuzurechnen sind. Das hauptamtliche First-Responder-Modell zeichnet sich somit durch die drei folgenden Charakteristika aus:

- Das Personal ist üblicherweise Organisationsbestandteil des Trägers des Rettungsdienstes beziehungsweise einer mitwirkenden Organisation. Es besteht eine arbeitsrechtliche Steuerungsmöglichkeit.
- Das Personal verfügt durch Multifunktionalität über die gleiche Qualifikation und (meist) über den gleichen Trainingsstand wie die Kräfte des regulären Rettungsdienstes.
- Die entsandten Kräfte haben hauptamtlich eine andere Aufgabe – wie zum Beispiel Brandschutz oder Krankentransport – und sind nicht im Rettungsdienstbedarfsplan für Notfallrettung enthalten.

Im zweiten Modell, das auf freiwilligen First Respondern aufbaut, sind hingegen Einsatzkräfte tätig, die keineswegs hauptamtlich in irgendeiner Form in oder für den Rettungsdienst tätig sein müssen, sondern nur im Bedarfsfall über ein Organisationssystem – meist die Rettungsleitstelle – direkt zu medizinischen Notfällen entsandt werden. In Betracht kommen für diese Tätigkeit Angehörige der Freiwilligen Feuerwehren (wie bereits bekannt) oder Mitarbeiter von Bereitschaften der Hilfsorganisationen, aber auch niedergelassene Ärzte. Lechleuthner weist darauf hin, dass dieses Personal – mit Ausnahme der Ärzte – in aller Regel eine niedrigere Qualifikation aufweist als das Personal des Rettungsdienstes. Als typische Merkmale dieses Modells hält er fest:

- „Es handelt sich um freiwillige Kräfte unterschiedlicher medizinischer Qualifikation, die sich bereit erklären, auf Anforderung durch die Rettungsleitstelle zu medizinischen Notfällen zu fahren und durch Erste Hilfe das therapiefreie Intervall zu verkürzen, bis reguläre Rettungsdienstkräfte eintreffen.
- Das Vorhandensein der Freiwilligen First Responder ist beliebig. Es besteht keine verpflichtende Verfügbarkeit."[33]

Aus einer unterschiedlichen medizinischen Qualifikation resultiert natürlich eine unterschiedliche Qualität der Notfallversorgung. Lechleuthner weist zu Recht auf dieses Problem hin. Wie oben erwähnt, erklärte zum Beispiel das BRK auf dem Neubiberger Workshop, dass zum damaligen Zeitpunkt nur 40% seiner Helfer-vor-Ort-Einheiten über die Möglichkeit der Frühdefibrillation verfügten. So ist die Analyse des Kölner Notfallmediziners auch sicher eine Aufforderung, sich beim First Responder übergreifend auf einen einheitlichen, möglichst hohen Ausbildungsstandard zu verständigen, um den durch seinen Einsatz gewonnenen Zeitvorsprung auch medizinisch ausnutzen zu können. Ansonsten bliebe die Qualität der organisierten Ersten Hilfe von Ort zu Ort eher dem Zufall beziehungsweise dem jeweiligen Engagement Einzelner überlassen, welches – nach Lechleuthner und Fehn – umso zielgerichteter ist, je enger die Beziehung zum örtlichen Rettungsdienst ist.

Der Hinweis auf das „beliebige Vorhandensein" rührt natürlich an einer der entscheidenden Schwachstellen des Systems: Da es für Freiwillige Feuerwehren und Sanitätsbereitschaften keine Verpflichtung gibt, First-Responder-Systeme einzurichten, kann theoretisch nirgendwo von vornherein deren Existenz eingeplant werden. Wurden solche rein ehrenamtlichen Systeme eingerichtet, muss wiederum unter Umständen damit gerechnet werden, dass sie eines Tages aus systemimmanenten Gründen zum Erliegen kommen, die sich organisatorischen Einflussmöglichkeiten entziehen. Wenn man sich dann jedoch die Frage stellt, ob umgekehrt eine Festschreibung des First-Responder-Dienstes als Pflichtaufgabe die Bereitschaft zum Mitmachen erhöhen und die genannten Unsicherheiten beseitigen würde, fällt die Antwort eher negativ aus.

Neben den medizinischen Aufgaben beim First Responder stellen die beiden Experten auch organisatorische Aufgaben fest:

- Absicherung von Unfallstellen
- Rückmeldungen über Art und Umfang des Notfallereignisses
- Pfadfinderfunktion (rasches Auffinden von Notfallorten und Lotsen des Rettungsdienstes)
- Unterstützung des Rettungsdienstpersonals.[34]

Lechleuthner und Fehn fordern deshalb, beim Betreiben von First-Responder-Systemen feste Vereinbarungen mit dem jeweiligen Träger des Rettungsdienstes abzuschließen, um diesem den Spielraum zu geben, im Bedarfsfall beispielsweise auch private Rettungsdienstunternehmen zu alarmieren, um gegebenenfalls Vorwürfe auf unterlassene Hilfeleistung abzuwehren, die aus der Nichtalarmierung dieser Dienste erwachsen könnten. Es ist sicher unstrittig, dass die privaten Rettungsdienstunternehmen über dieselben Voraussetzungen für den First-Responder-Dienst verfügen wie jede Hilfsorganisation. Auch ist es in Rettungsdienstbereichen, in denen öffentlicher und privater Rettungsdienst parallel und kaum vernetzt nebeneinander herlaufen, durchaus schon zu juristischen Auseinandersetzungen gekommen, weil die eine Seite der jeweils anderen vorwarf, sie nicht alarmiert zu haben, obwohl sie über die gerade schnellste Einheit verfügt hätte. Diese Punkte wären beim entsprechend vorgegebenen Vorgehen alle ausgeräumt. Das Problem liegt aber darin, wie ein privates

Rettungsdienstunternehmen einen First-Responder-Einsatz verrechnet, wenn es nicht zugleich transportiert. Diese Frage wäre zu klären.

Auch aus den rein ehrenamtlichen First-Responder-Modellen könnten sich aus der Sicht Lechleuthners und Fehns entsprechende Konsequenzen für den Rettungsdienst ergeben:

> *„Je hochwertiger die Leistungen des First Responders sind, eventuell sogar in Verbindung mit lokal ansässigen Ärzten, je organisierter das System und je höher die Verfügbarkeit, um so weniger kommt der Träger des Rettungsdienstes an diesem System vorbei und um so mehr Einfluss auf die weitere Entwicklung des Rettungsdienstes wird von ihm ausgehen."*[35]

Konkret könnte dies bedeuten, dass der Träger des Rettungsdienstes dann dem Gedanken einer Finanzierung des First-Responder-Dienstes näher treten müsste, wenn er einen so hochwertigen Dienst auf Dauer aufrechterhalten will. Aus dem ergänzenden Element des Rettungsdienstes wäre dann ein Bestandteil des Rettungsdienstes geworden, was wiederum die Struktur dieses Rettungsdienstes dauerhaft ändern würde. Eine weitere mögliche Entwicklung wäre, dass ein so hochwertiges First-Responder-Modell gestalterischen Einfluss auf den Rettungsdienst in seinem Bereich nimmt – in welcher Beziehung auch immer. In letzter Konsequenz könnte dies sogar eine Umkehr der Rollen bedeuten mit der Folge, dass der First-Responder-Dienst den Rettungsdienst nicht mehr unterstützen, sondern ihn nach seinen Belangen ausrichten und damit selbst die bestimmende Kraft sein würde. Inwieweit es sich dabei nun um eine beängstigende Zukunftsvision oder um eine logische Entwicklung handelt, soll an dieser Stelle nicht weiter diskutiert werden.

Bereits in den zurückliegenden Kapiteln wurde der Frage der Haftung für die Tätigkeit der First Responder nachgegangen, die sich für den Auftraggeber – die alarmierende Rettungsleitstelle – ergeben kann. Um die zuständigen Leitstellen von solchen eventuellen Haftungsansprüchen freizustellen, wurden von den Freiwilligen Feuerwehren entsprechende Erklärungen schriftlich fixiert, die vor Aufnahme des First-Responder-Dienstes von der durchführenden Wehr und ihrer Gemeinde unterzeichnet werden müssen. Lechleuthner und Fehn sehen auf diesem Gebiet ebenfalls Handlungsbedarf:

> *„Beauftragt der öffentliche Träger des Rettungsdienstes (...) einen First Responder, handelt dieser im Auftrag des Trägers und (...) wird damit zum Amtsträger, was Haftungsvoraussetzung für einen Anspruch aus § 839 Abs. 1 BGB, Art. 3466 ist ..."*[36]

Das bedeutet, dass der Rettungsdienstträger durchaus für Schäden eintreten müsste, die bei einem First-Responder-Einsatz entstehen könnten. Dieser Grundsatz gilt auch für den Einsatz rein ehrenamtlicher Kräfte. Lechleuthner und Fehn empfehlen deshalb dem Rettungsdienstträger, bei First-Responder-Systemen die Art, den Umfang und die Güte der Leistungen festzulegen und zu überwachen beziehungsweise Vereinbarungen zu schließen, die den Haftungsfall regeln:

> *"Durch die haftungsrechtliche Verflechtung alleine wird schon deutlich, dass First-Response-Systeme, die von der Rettungsleitstelle alarmiert werden, nicht gänzlich unabhängig vom öffentlichen Rettungsdienst betrachtet und betrieben werden können."*[37]

Die Möglichkeit, dass ein leistungsstarkes First-Responder-System bei Rettungsdienstplanungen ins Kalkül gezogen wird, beurteilen Lechleuthner und Fehn als sehr wahrscheinlich:

> *"Jedoch werden bei derzeit immer noch steigenden Einsatzzahlen (...) und anhaltendem Kostendruck die Träger und Kostenträger sehr wohl ein gut funktionierendes First-Response-System in Planungsüberlegungen einbeziehen, wenn der Bau einer neuen Rettungswache oder die Einrichtung eines neuen hauptamtlich besetzten Fahrzeuges zur Diskussion stehen, da der Hauptkostenfaktor zweifelsohne die Einhaltung von – wie auch immer definierten – Hilfsfristen ist."*[38]

Die Meinung der beiden Experten deckt sich hier voll mit der allgemeinen Einschätzung: Um das Problem der mitunter zu langen Hilfsfristen mit den Mitteln des Rettungsdienstes allein in den Griff zu bekommen, bedürfte es gewaltiger finanzieller Anstrengungen, die jetzt und auf absehbare Zeit nicht aufzubringen sind. Was läge also näher als sich stattdessen auf ein bereits eingespieltes und erprobtes Einsatzsystem bei der Behebung dieses Problems zu stützen? Wäre es angesichts dieser Situation nicht sogar die Pflicht der Rettungsdienstverantwortlichen, First-Responder-Systeme in ihre Überlegungen einzubeziehen?

Es stellt sich also letztlich die Frage, inwieweit solche Überlegungen nicht automatisch aufkommen und sich dann im Nachhinein von selbst legitimieren müssen. Der First Responder würde so allmählich zu dem werden, was er eigentlich nicht werden wollte: zum integrierten Bestandteil des Rettungsdienstes. Um solche „Wechselwirkungen" zu verhindern, empfehlen Lechleuthner und Fehn dem Gesetzgeber, die Standards des „regulären Rettungsdienstes" noch viel genauer festzulegen. Je exakter die Anforderungen an den Rettungsdienst definiert sind, desto schwieriger wird es, ihn durch Hilfskonstruktionen – zu denen unter den eingangs geschilderten Voraussetzungen auch der First Responder zählen würde – ganz oder teilweise zu ersetzen.

Von dem Gedanken, einen First-Responder-Dienst als Pflichtaufgabe festzulegen, versprechen sich Lechleuthner und Fehn im Fall von freiwillig auf diesem Gebiet tätigen Organisationen nichts. Zu groß – und auch nicht unberechtigt – sei die damit verbundene Gefahr der Überforderung der Organisation und ihrer Mitglieder. Ein zu starker Druck würde von dem Bewusstsein ausgehen, dass man eine Aufgabe übernommen habe, die man nicht einfach wieder aufgeben könne, sollte sie sich als nicht mehr durchführbar erweisen. Scheitern oder Aufgabe eines effektiven First-Responder-Dienstes auf freiwilliger ehrenamtlicher Basis würde ein Problem aufwerfen, das in seiner Tragweite weit über die betroffene Organisation hinausgeht. Nach Ansicht Lechleuthners und Fehns ist es schlichtweg nicht vorstellbar, dass es der Träger des jeweiligen Rettungsdienstes ohne weiteres hinnehmen kann, von einem Tag auf den anderen wieder auf den First-Responder-Dienst zu verzichten. Aufgrund der dann wieder längeren Hilfsfristen allein wäre der öffentliche Druck auf den Träger so groß, dass er reagieren müsste. Dafür, wie diese Reaktion aussehen könnte, gibt es nicht viele Möglichkeiten: entweder müsste die Einrichtung eines hauptamtlichen First-Responder-Dienstes oder die Aufstockung der Rettungsdienstvorhaltung erfolgen. Wohlgemerkt: Dieses Risiko kann auch einmal dann auftreten, wenn eine Feuerwehr oder Hilfsorganisation aus freien Stücken einen First-Responder-Dienst aufgenommen hat und z.B. nach einigen Jahren an ihre Grenzen stößt. Der Grundsatz der Freiwilligkeit verringert dieses Risiko lediglich, er hebt es jedoch nicht auf.

Kein Problem sehen die Autoren der Studie – und das sei betont, um eventuellen Diskussionen über diesen Punkt vorzubeugen – in der Verwendung von Sondersignalen durch First-Responder-Fahrzeuge.[39] Denkbar wäre allerdings eine Komplikation, die aber wiederum nur auftreten könnte, wenn eine Organisation auf eigene Faust einen First-Responder-Dienst mit Sondersignal betreibt, ohne den örtlichen Träger des Rettungsdienstes und die zuständigen Behörden hiervon in Kenntnis zu setzen. Eine solche Organisation könnte sich dem Vorwurf des unkonzessionierten Rettungsdienstes ausgesetzt sehen und zunächst die Erlaubnis verlieren, für ihre First-Responder-Fahrzeuge Sondersignale zu verwenden – ein Fall, der beispielsweise für Feuerwehrfahrzeuge ohnehin nicht zu diskutieren ist.

Zusammenfassend sehen Lechleuthner und Fehn in ihrer Analyse also Problemfelder, wie sie durchgehend sowohl durch die Praxis als auch durch bisherige Betrachtungen einzelner Systeme und durch die auf diesem Gebiet tätigen Organisationen selbst bestätigt werden:

- Um die Überlebensrate bei Wiederbelebungen in Deutschland deutlich zu erhöhen, bedürfte es wesentlich kürzerer Hilfsfristen, für die der Rettungsdienst nicht ausgelegt ist.
- Abhilfe kann nur durch den First Responder geschaffen werden, da eine Erhöhung der Rettungsdienstdichte als weitere Handlungsoption jetzt und auf absehbare Zeit nicht finanzierbar ist.
- Der First Responder gewinnt durch diese Situation an Bedeutung, was wiederum Fragen nach seiner gesicherten dauerhaften Einrichtung an manchen Orten aufwirft.
- Diese Überlegungen können nicht ohne Auswirkungen auf die Rettungsdienstplanung und Struktur des Rettungsdienstes bleiben. Die Frage nach der Finanzierung von First-Responder-Systemen stellt sich bei ihrer Institutionalisierung neu.
- Völlige Rechtssicherheit und Planungssicherheit gewährleisten letztlich nur hauptamtlich betriebene Systeme. Bei ehrenamtlichen Systemen bleibt die ungeklärte Frage nach dem Verfahren bei einem eventuellen Scheitern. Dass ein First-Responder-System beispielsweise nach jahrelanger Arbeit ersatzlos eingestellt wird, erscheint nicht vorstellbar.

Anmerkungen:

1. Karl-Georg Kanz, Medizinische Grundlagen der Defibrillation, Vortrag zum First-Responder-Workshop am 7.2.1999
2. ebd.
3. ebd.
4. Herbert Putzer, BRK-Präsidium, Vortrag beim First-Responder-Workshop, 7.2.1999
5. ebd.
6. ebd.
7. ebd.
8. Ulrich Rose, BRK Rosenheim, Vortrag beim First-Responder-Workshop, 7.2.1999
9. ebd.
10. ebd.
11. Hörner R (2000) Helfer vor Ort – Landesweite Einführung in Hessen. In: Rettungsdienst 9:30-32
12. ebd.
13. ebd.
14. ebd.
15. Adolf Fritz, Kreisbrandrat München-Land, Vortrag beim First-Responder-Workshop, 7.2.1999
16. ebd.
17. Günther Hölzl, Berufsfeuerwehr München, Vortrag beim First-Responder-Workshop, 7.2.1999
18. ebd.
19. ebd.
20. ebd.
21. ebd.
22. Dr. Andreas Dauber, Landesfeuerwehrverband Bayern, Vortrag beim First-Responder-Workshop, 7.2.1999
23. ebd.
24. ebd.
25. ebd.
26. Günther Nömer, Rettungszweckverband München, Vortrag beim First-Responder-Workshop, 7.2.1999
27. ebd.
28. ebd.
29. Joachim Wahnschaffe MdL, Vortrag beim First-Responder-Workshop, 7.2.1999
30. ebd.
31. Lechleuthner A, Fehn K, Der Einsatz von First-Respondern im öffentlichen Rettungsdienst – Eine Analyse
32. ebd.
33. ebd.
34. ebd.
35. ebd.
36. ebd.
37. ebd.
38. ebd.
39. ebd., „... wenn die Voraussetzungen des § 38 StVO gegeben sind, weil hier der Zweck, Rettung von Menschenleben erfüllt ist."

7 First Responder: verschiedene Modelle aus einer Idee

7.1 Die Motorradstaffel der Wiener Berufsfeuerwehr

Seit Oktober 1997 kommt die schnellste Einheit der Berufsfeuerwehr Wien auf zwei Rädern: Eine aus zwei Fahrzeugen bestehende Motorradstaffel übernimmt als First-Responder-Einheit die Versorgung von Notfallpatienten bis zum Eintreffen des Rettungsdienstes beziehungsweise anderer Feuerwehreinheiten im Fall schwerer Verkehrsunfälle. Vor allem die zu lange Hilfsfrist bei solchen Verkehrsunfällen auf den Wiener Stadtautobahnen veranlasste die Feuerwehr der österreichischen Bundeshauptstadt schon vor Jahren, über solche Neukonzeptionen in ihrer Einsatztaktik nachzudenken.

Das Problem lag in der Staßenverkehrssituation begründet. Die Wiener Stadtautobahnen gehören mit zu den dicht befahrensten des gesamten Landes. Ereignet sich auf einer dieser neuralgischen Strecken ein Verkehrsunfall, entstehen infolge mangelnder Ausweichrouten sehr schnell Rückstaus von mehreren Kilometern Länge. Entsprechend schwierig ist es für die Einsatzfahrzeuge von Rettungsdienst und Feuerwehr, selbst möglichst schnell zum Einsatzort zu gelangen – vor allem innerhalb der festgelegten Hilfsfrist von fünf Minuten.

Die Wiener Berufsfeuerwehr experimentierte deshalb mit unterschiedlichsten Konzepten, um das Hilfsfristproblem auf den Stadtautobahnen in den Griff zu bekommen. Verbesserung brachte bereits der Einsatz von Geländewagen sowie der zeitweilige Einsatz eines Hubschraubers. Gleichwohl stießen diese Konzepte auch an ihre Grenzen: Die Geländewagen konnten sich zwar schneller durch die Verkehrsstaus bewegen als die Rüstwagen, aber das immer noch nicht schnell genug. Für den Hubschrauber wiederum waren die Landemöglichkeiten zu begrenzt. 1996 fiel dann der Entschluss, eine Motorradstaffel primär mit dem Einsatzauftrag ins Leben zu rufen, eine schnellere Hilfsfrist bei der technischen Hilfeleistung zu gewährleisten. Ausgerüstet wurden die Motorräder zunächst mit hydraulisch betriebenen Rettungsgeräten und weiteren feuerwehrtechnischen Geräten sowie einer Erste-Hilfe-Ausstattung. Auch wurden die Fahrer der Motorräder in erweiterter Erster Hilfe geschult. Denn – so war die logische Überlegung bei der Wiener Berufsfeuerwehr – nicht nur die Feuerwehrfahrzeuge brauchen unter Umständen sehr lange, bis sie zum Einsatzort eintreffen, sondern auch die Fahrzeuge des Rettungsdienstes. Zu überbrücken ist von den Vorauseinheiten also auch der Zeitraum bis zum Eintreffen umfassender notfallmedizinischer Hilfe. Es mussten demzufolge Vorkehrungen getroffen werden, um akut lebensbedrohlich verletzte Unfallopfer adäquat zu versorgen.

Zu den vordringlichsten Aufgaben der Motorradstaffel gehören neben der Erkundung, dem Absichern der Unfallstelle und erster Löschhilfe erste Bergungsmaßnahmen sowie die Menschenrettung. Der Erfolg dieses Projekts war bereits nach wenigen Wochen Einsatz deutlich sichtbar: Der Zeitvorsprung der Motorradeinheiten vor Feuerwehr und Rettungsdienst betrug immer mehrere Minuten nach der Regel „Je länger der Stau – desto größer der Vorsprung".

Vorwiegend eingesetzt wird die Motorradstaffel bei den Indikationen „Verkehrsunfälle", „Fahrzeugbrand" und weiteren technischen Einsätzen auf den Wiener Stadtautobahnen. Im Bedarfsfall versorgt sie – wie bereits erwähnt – Verletzte bis zum Eintreffen des Rettungsdienstes. Darüber hinaus wird die Staffel auch für weitere Aufgaben im Rahmen des Rettungsdienstes eingesetzt, so zum Beispiel für Erkundungsfahrten, Zubringerdienste oder besonders eilige Kurierfahrten.

Stand bei der Entwicklung der Motorradstaffel für die Wiener Berufsfeuerwehr auch nicht die Primärversorgung von Notfallpatienten im Vordergrund (in Wien ist die Berufsfeuerwehr nicht am Rettungsdienst beteiligt), so kamen doch bald Überlegungen auf, dieses Konzept auch auf den Rettungsdienst zu übertragen und für den Einsatz von First Respondern zu verwenden. In einem Beitrag für die Zeitschrift *Rettungsdienst* rund ein Jahr nach Indienststellung der Motorradstaffel zog die Wiener Berufsfeuerwehr Bilanz und zeigte detailliert auf, wie dieses Konzept nach ihrer Vorstellung im Wiener Rettungsdienst Anwendung finden könnte. Als wesentliches Argument nennen die Wiener die nachgewiesene Verkürzung der Hilfsfrist, die durch den Einsatz der Vorauseinheiten erzielt wurde – eine Erkenntnis also, von der auch die Notfallpatienten in der österreichischen Hauptstadt generell profitieren könnten. „Die Forderung nach Reduzierung der Hilfsfrist im Rettungsdienst ist so alt wie die präklinische Notfallmedizin selbst", heißt es in dem Beitrag aus Wien.[1] Mit dem Einsatz von First Respondern auf Motorrädern nach dem Vorbild des Feuerwehrkonzeptes wäre dieser Forderung zu entsprechen. Aus dieser Erkenntnis und aus denen der modernen Notfallmedizin erheben die Wiener folgende Anforderungen an den Rettungsdienst ihrer Stadt und ihres Landes:

- Die Eintreffzeit des Rettungsdienstes muss bei akuten Notfällen deutlich auf weniger als zehn Minuten gesenkt werden.
- In Gebieten, in denen diese Hilfsfrist nicht eingehalten werden kann, müssen First Responder eingesetzt werden.
- Alle Rettungsmittel eines Gebietes müssen von einer Rettungsleitstelle aus disponiert werden.
- Krankenwagen müssen als First Responder eingesetzt werden, wenn die Notfallrettungsmittel die maximale Hilfsfrist überschreiten würden.
- Alle Rettungsmittel, also auch Krankenwagen, müssen mit halbautomatischen Defibrillatoren ausgerüstet werden.
- Allen im Rettungsdienst Tätigen muss die Anwendung dieser Geräte möglich und erlaubt sein. (Damals war das eine für Österreich geradezu revolutionäre Forderung. Mittlerweile ist die Frühdefibrillation mit AEDs in diesem Sinne neu geregelt worden. Anm. d. Verf.)
- Frühdefibrillation muss Standard in allen Rettungsdienstbereichen werden.

Bei folgenden Indikationen soll der First Responder zum Einsatz kommen:

- bewusstlose Person
- laufende Reanimation durch Ersthelfer/Laien
- akute Atemnot
- akuter Thoraxschmerz
- schwer verletzte Person
- lebensbedrohliche Vergiftung
- laufende (Früh-) Geburt.

Als Tätigkeiten werden dem First Responder zugewiesen:

- Retten aus akuter Gefahr
- Lagerung
- Freihalten der Atemwege
- Herz-Lungen-Wiederbelebung
- Erstdefibrillation
- Blutstillung
- Schockbekämpfung und psychische Betreuung des Patienten.[2]

Mit diesem Forderungskatalog und der Definition der Tätigkeit des First Responders geht die Wiener Berufsfeuerwehr in exakt dieselbe Richtung wie ihre Schwesterorganisationen in Deutschland oder in den USA. Bemerkenswert bleibt dabei eins: Sieht sich die Wiener Berufsfeuerwehr mit ihrem Plan, das von ihr entwickelte First-Responder-Konzept zur beschleunigten technischen Hilfeleistung und Menschenrettung bei Unfällen auf den Rettungsdienst zu übertragen, auch als Schrittmacher und Impulsgeber des First-Responder-Gedankens, so strebt sie auf diesem Gebiet dennoch keine Führungsrolle an. Nichtsdestoweniger trug sie mit ihrem damaligen Konzept offenbar maßgeblich dazu bei, die Bemühungen Österreichs zur weiteren Modernisierung des Rettungswesens zu unterstützen: First Responder und Frühdefibrillation sind heute in Österreich keine Streitpunkte mehr, sondern feste Größen und gängige Verfahren.

7.2 First Responder als Fortbildungsthema

Ausschlaggebend für den langfristigen Erfolg der First-Responder-Konzeption wird nicht nur deren Effizienz im Einsatz sein, sondern auch die Akzeptanz, auf die der First Responder bei den Medizinern stößt. Um bei diesem Personenkreis das Wissen um den Sinn und Zweck des First Responders fest zu verankern, hat der Münchener Notarzt und Chirurg Dr. Karl-Georg Kanz – von Anfang an einer der Motoren von First Response und Frühdefibrillation – einen Weg beschritten, der Modellcharakter haben könnte. Kanz integrierte den Themenblock „First-Responder-Systeme" in das in München regelmäßig erscheinende *Update aktuelle Notfallmedizin*, das der Ärztefortbildung auf diesem Gebiet dient. Er lieferte damit eine Informationsgrundlage, die nicht nur die Effizienz dieses Systems insbesondere unter dem Aspekt der Bekämpfung des plötzlichen Herztodes nachweist, sondern gleichzeitig auch die technischen und juristischen Rahmenbedingungen klärt. Letztere sind oftmals schließlich ausschlaggebend für die Etablierung neuer Systeme und der Punkt, der für die meisten Berührungsängste verantwortlich sein dürfte. Darüber hinaus schuf Kanz durch eindeutige Definition Klarheit in der Terminologie. Es soll nun näher auf diesen Beitrag eingegangen werden, dessen Inhalte auch geeignet sind, um als Argumentationshilfe für den First Responder zu dienen.[3]

Nicht von ungefähr stellt Kanz den Punkt „Erstdefibrillation" an den Beginn dieser Argumentationskette. Mag jetzt auch dahingestellt bleiben, ob die Erstdefibrillation die zentrale Aufgabe des First Responders darstellt; so ist es dennoch unstrittig, dass das First-Responder-Potenzial zumindest eine weitere wirksame Waffe im Kampf gegen den plötzlichen Herztod bildet. Im großstädtischen Bereich mit höherer Rettungsdienstdichte gewinnt dieser Aspekt zwangsläufig noch größere Bedeutung als auf dem flachen Land, wo naturgemäß die Aufgabe der generellen Verkürzung des therapiefreien Intervalls eher im Vordergrund steht. Zusammenfassend lässt sich jedoch feststellen, dass First Response in jedem Fall Sinn macht – auch in Gebieten mit hoher Rettungsdienst- und Notarztdichte. Gerade Letztere gewährleistet noch nicht automatisch eine Einsatzzeit von weniger als drei Minuten, wie sie für eine Erfolg versprechende Reanimation notwendig wäre (erinnern wir uns an die im vorigen Kapitel behandelte Analyse von Lechleuthner und Fehn). Kanz unterstreicht diese Argumentation erneut, wenn er feststellt:

- Kammerflimmern ist von 70 bis zu 90% die wahrscheinlichste anfängliche Rhythmusstörung beim plötzlichen Herztod.
- Die wirksamste Behandlung des Kammerflimmerns besteht in der sofortigen oder möglichst frühen Defibrillation.
- Die Wahrscheinlichkeit einer erfolgreichen Defibrillation wird entscheidend durch den Faktor Zeit begrenzt. Die Verkürzung des therapiefreien Zeitraums ist zugunsten des Patienten nachweislich durch den Einsatz des First Responders mit AED zu erreichen.

Kanz führt auch eine klare Begriffsdefinition der Defibrillation ein:

- Defibrillation – im Regelfall durch den Arzt
- Frühdefibrillation – durch den Rettungsdienst
- Erstdefibrillation – durch den Ersthelfer/First Responder.[4]

War es zuvor üblich, die Begriffe Früh- und Erstdefibrillation synonym zu verwenden und in beiden denselben Vorgang zu sehen, so wurde damit jetzt eine deutliche Differenzierung vorgenommen: Aufgabe des First Responders ist es danach nun, die erste – und meist ausschlaggebende – Defibrillation zu verabreichen, wohingegen Frühdefibrillation als Maßnahme der erweiterten Herz-Lungen-Wiederbelebung dem Rettungsdienst zufällt und die eigentliche Defibrillationstherapie dem Arzt obliegt. Mit dieser Definition geht eine nochmals deutliche Steigerung des Stellenwertes der Erstdefibrillation in der First-Responder-Konzeption einher: First Responder müssen demnach geradezu obligat die Möglichkeit zur Erstdefibrillation per AED besitzen. First-Responder-Systeme ohne diese Maßnahme sollte es nach Kanz u.a. eigentlich nicht mehr geben, da ihnen ein prägendes Kriterium fehlt: nämlich die Möglichkeit, ihren einsatztaktischen Zeitvorteil in einem solchen Einsatzfall, in dem es auf den Zeitfaktor – wie bei einem Herz-Kreislauf-Stillstand – am meisten ankommt, auszunutzen.

Gab es in der Vergangenheit Vorbehalte gegen Erst- und Frühdefibrillation, so begründeten sich diese in erster Linie auf formaljuristische Bedenken, eine ärztliche Leistung auf nichtärztliches Personal zu übertragen. Kanz zitiert zur Klärung dieser

Frage eine Rechtsauskunft, die der Berufsverband der Chirurgen im Mai 1999 veröffentlichte:

- *Frage*: „Ein Chirurg mit der Fachkunde ‚Leitender Notarzt' fragt an, welche rechtlichen Grundlagen eine Frühdefibrillation durch einen mit einem Halbautomaten vertrauten Laien hat."
- *Antwort*: „Grundsätzlich darf ein nicht approbierter Mensch keine ärztliche Tätigkeit verrichten. Auch die Bedienung des Halbautomaten ist von einem Arzt vorzunehmen. Im Falle eines Notfalleinsatzes (...) darf nicht nur der Laie den Halbautomaten bedienen, er ist hierzu unbedingt verpflichtet, will er sich nicht dem strafrechtlichen Vorwurf der unterlassenen Hilfeleistung aussetzen."[5]

Damit müsste die Frage, ob der First Responder einen AED einsetzen soll, eigentlich hinfällig werden. Allenfalls sollte umgekehrt damit die Problematik deutlich werden, dass sich der First Responder mit einem versäumten Einsetzen eines AED genauso gut strafbar machen kann. Besitzt der First Responder – und davon ist schließlich unbedingt auszugehen – die erforderliche „Vertrautheit" mit der Handhabung des AED, dann muss er ihn auch einsetzen. Wie Kanz ebenfalls klarstellt, ist in diesem Fall nicht einmal die Notkompetenz zu bemühen: Die Übertragung der Defibrillation auf den First Responder mittels eines AED stellt eine klare Delegation einer bestimmten ärztlichen Maßnahme durch den Ärztlichen Leiter (des Rettungsdienstes oder des First-Responder-Dienstes – Anm. d. Verf.) an den Ersthelfer dar. Dieser hat die Qualifikation nachgewiesen, dass er für eine solche Delegation geeignet und berechtigt ist. Dem Ärztlichen Leiter obliegt hier die Verantwortung für Anordnung und Überwachung (der Qualifikation des Ersthelfers – Anm. d. Verf.), der Ersthelfer trägt die Verantwortung für die ordnungsgemäße Durchführung der ihm vom Arzt übertragenen Maßnahme.[6]

Kanz erhärtet seine Befürwortung der First Responder mit der Fähigkeit zur Erstdefibrillation mit Zahlen aus dem In- und Ausland: So stieg der Anteil von primär Überlebenden bei Reanimationen im US-Bundesstaat Iowa (1984; das Programm bezog sich ausschließlich auf das flache Land) nach Einführung der Frühdefibrillation von drei auf 19%, in Berlin von 14 auf 24% und in Mainz von 13 auf 39%. Allein in den USA liefen nach Kanz aufgrund dieser in Pilotprojekten erzielten Ergebnisse 6 684 Erst- und Frühdefibrillationsprogramme; davon stützten sich 969 auf First Responder. In New York wurden im gleichen Jahr mehr als 3 500 Feuerwehrleute in jeweils 84-stündiger Ausbildung zum First Responder mit Erstdefibrillations-Qualifikation weitergebildet. Ausschlaggebend für dieses gewaltige Programm waren die erschreckend geringen Überlebensraten von Reanimationspatienten von 1,4% und die Tatsache gewesen, dass die durchschnittliche Eintreffzeit der Feuerwehr fünf Minuten unterhalb der durchschnittlichen des Rettungsdienstes lag (vier beziehungsweise neun Minuten).

Das größte und am schnellsten erschließbare Potenzial für solche Programme sieht Kanz auch für Deutschland im Bereich der Feuerwehren und begründet dies nicht nur mit den Ergebnissen der bisherigen Projekte, sondern auch mit einer Gegenüberstellung der Statistiken beider Bereiche. So betreibt der Rettungsdienst in Bayern 285

Rettungswachen mit insgesamt 1 012 Fahrzeugen und 21 000 Mitarbeitern (Stand Frühjahr 2000, Anm. d. Verf.). Demgegenüber stehen aber 7 984 Feuerwachen mit 17 668 Fahrzeugen und 330 000 Mitarbeitern.[7] Diese Gegenüberstellung macht vor allem die immense Flächenabdeckung der Feuerwehrorganisation am Beispiel des Flächenbundeslandes Bayern deutlich, die seitens des professionellen Rettungsdienstes schon allein aus wirtschaftlichen Gründen nie zu erreichen ist. Eine flächendeckende Wirkung wiederum ist aber offenbar eine zwingende Voraussetzung für einen signifikanten Erfolg von First-Responder-Defibrillationsprogrammen, wie nicht zuletzt die Beispiele aus Iowa und New York zeigen.

Interessant wäre bei dieser Betrachtung allerdings noch gewesen, das ebenso quantifizierbare Potenzial aus den örtlichen Bereitschaften der Hilfsorganisationen zu sehen. Dass daraus ebenso eine sehr große Kapazität zu schöpfen ist, beweist schließlich das „Helfer-vor-Ort"-Projekt des Bayerischen Roten Kreuzes.

Kanz richtet dafür den Blick über die bereits bekannten First-Responder-Personenkreise hinausgehend auf alle, die bei einem plötzlichen Herztod in ihrer unmittelbaren Umgebung aufgrund ihrer Präsenz dazu geeignet wären, als First Responder zu fungieren – in ihrer Tätigkeit allerdings auf die Basis der Herz-Lungen-Wiederbelebung und Erstdefibrillation eingegrenzt. Diesen Ansatz sollte man als modifizierte Weiterentwicklung oder Spezialisierung der First-Responder-Konzeption für bestimmte Notfälle ansehen und nicht als eine Verfremdung. Denn: Durch welche Person in welcher Situation mittels welcher Form der organisierten Ersten Hilfe der Patient letztlich gerettet wird, dürfte in der Gesamtbewertung wohl letztlich nur eine geringe Rolle spielen. Für die Einnahme einer solchen Garantenstellung kommen nach Kanz' Meinung Besatzungsmitglieder von Passagierflugzeugen (Beispiele aus diesem Bereich werden im Folgenden behandelt), Polizisten (Beispiele hierfür wurden bereits erwähnt), Klinikpersonal, aber auch Sicherheits- und Wachpersonal öffentlicher Einrichtungen infrage. Nicht zuletzt gehören zu diesem Kreis auch die Angehörigen von Risikopatienten, unter ihnen natürlich auch Kinder oder Senioren im fortgeschrittenen Lebensalter. Ob diese Menschen mit Aussicht auf Erfolg in Wiederbelebung und Handhabung eines AED unterwiesen werden können, mag mancherorts kontrovers diskutiert werden. Praxisstudien haben jedoch bewiesen, dass es funktioniert. In der von Kanz zitierten Studie von Rothenberger u.a. aus dem Jahr 1998 vergingen bei der Kindergruppe gerade 90 Sekunden, bis der angeschlossene AED in Funktion treten konnte, in der Seniorengruppe nur 97 Sekunden.[8] Sind diese Ergebnisse auch ermutigend, so darf doch nicht außer Acht gelassen werden, dass Kindern und älteren Menschen körperliche Leistungsgrenzen bei der Durchführung der Herz-Lungen-Wiederbelebung gesetzt sind. Zu organisieren wäre bei diesen Gruppen auch das regelmäßige Refreshing in der Ausbildung für die Erstdefibrillation, würde man beispielsweise an eine routinemäßige Schulung der Angehörigen von Risikopatienten denken.

Trotz allem Pro und Kontra bleibt die schnelle Defibrillation das einzige aussichtsreiche Mittel, einen Patienten mit Kammerflimmern vor dem plötzlichen Herztod zu bewahren und der First Responder – in welcher Form auch immer – bleibt der schnellste Weg, diese lebensrettende Erstdefibrillation zu verabreichen.

7.3 First Response über den Wolken

Nicht nur anhand der Ausführungen und Forderungen des Münchener Notfallmediziners Kanz wird deutlich: First-Responder-Tätigkeit und Frühdefibrillation bilden eine natürliche funktionale Einheit. Diese Funktionalität kann aus guten Gründen sogar dahingehend gebündelt werden, dass die Frühdefibrillation zur zentralen Aufgabe des First Responders wird. So haben Kanz u.a. – wie bereits ausgeführt – unter anderem postuliert, bestimmte Personengruppen, die aufgrund ihrer beruflichen Tätigkeit von Haus aus dazu geeignet sind, solche Aufgaben wahrzunehmen, zu identifizieren und in der Handhabung von AEDs auszubilden. Dazu gehören neben Polizisten auch Angehörige von Wach- und Sicherheitsdiensten und ebenso Aufsichtspersonal in öffentlichen Einrichtungen oder Flugbegleiter.

Konkret bewegt hat sich in den vergangenen Jahren in dieser Richtung etwas bei den Flugbegleitern, also dem Personal an Bord von Verkehrsflugzeugen. Führen wir uns die Situation an Bord eines Flugzeugs vor Augen: Erleidet jemand während eines Fluges einen Herz-Kreislauf-Stillstand, so sind seine Überlebenschancen allein durch die lokalen Gegebenheiten – über den Wolken und weitab entfernt von Rettungsdienst – sowie durch den Zeitfaktor sehr begrenzt. Die Hilfe muss also ohne Zeitverlust im Flugzeug erfolgen und kann eigentlich nur vom Flugpersonal garantiert werden, denn ständige ärztliche Begleitung ist in der Zivilluftfahrt nicht vorgesehen. Befinden sich unter den Passagieren Ärzte oder andere Personen mit einer medizinischen Ausbildung, umso besser; aber dies ist eher ein Zufall und kein fest einkalkulierbarer Faktor. Was läge also näher, als Flugpersonal nach einem festen Standard in Herz-Lungen-Wiederbelebung auszubilden und auch einen AED einsetzen zu lassen (zumal heutzutage keine Gefahr mehr besteht, dass ein solcher Defibrillator die empfindliche Flugzeug-Avionik stören könnte)? Studien aus den 1990er Jahren, die an Bord von Rettungshubschraubern durchgeführt wurden (so auch am Münchener RTH „Christoph 1"), haben dies unzweifelhaft nachgewiesen.

Die erste Fluggesellschaft, die die Konsequenzen aus diesen Überlegungen zog, war die australische Airline *Quantas*. Diese begann aufgrund eines akuten Vorfalls Anfang der 1990er Jahre damit, ihre Maschinen mit halbautomatischen Defibrillatoren auszurüsten. Mittlerweile sind diesem Beispiel zahlreiche Fluggesellschaften gefolgt: die *Swissair*, die *Sabena*, *British Airways*, *American Airline*, *Air Zimbabwe*, *Virgin Atlantic* und auch – nach längerer Abstimmung mit der Bundesärztekammer – die *Lufthansa*. In Bezug auf die *Lufthansa* muss allerdings angemerkt werden, dass an Bord der Flugzeuge der deutschen Airline schon immer umfangreiche Vorkehrungen für Erste-Hilfe-Leistungen – bis hin zur Vorhaltung von Notarztkoffern, deren Gebrauch allerdings immer dem Umstand vorbehalten blieb, dass ein Arzt anwesend war – getroffen wurden.

Dr. Lutz Bergau, Leiter des Medizinischen Dienstes der *Lufthansa*, erhielt 1999 für das Engagement seines Unternehmens auf diesem Gebiet den Deutschen Preis für präklinische Notfallmedizin (ärztlicher Bereich). Die Liste der Fluggesellschaften, die sich dazu entschlossen haben, den Einsatz von AEDs in ihre medizinischen Vorkehrungen aufzunehmen, ließe sich beliebig fortsetzen. Das ist ein Zeichen dafür, dass wirklich Bedarf daran besteht.

Zahlen untermauern diese Aktivitäten: So beziffert *Quantas* die Zahl der Herz-Kreislauf-Stillstände in Passagierflugzeugen auf weltweit mindestens 300 pro Jahr. Die Airline selbst wurde innerhalb von drei Jahren mit zwölf Fällen dieser Art konfrontiert, wobei zwei Patienten – sie waren Teilnehmer von Langstreckenflügen – langfristig diesen Zwischenfall überlebten.[9] Die *Lufthansa* meldete für das Jahr 1997 rund 850 medizinische Behandlungen in der Luft. Acht Menschen seien dabei gestorben, in 33 Fällen habe die Maschine zwischenlanden müssen (übrigens fallen dabei jedes Mal Kosten von mehreren zehntausend bis hunderttausend Mark an).[10]

Viele Airlines sind auf dem Weg, an Bord ihrer Flugzeuge eine Art „Reanimations-First-Response" zu institutionalisieren, noch einen Schritt weiter gegangen und haben damit begonnen, zusätzlich die Möglichkeiten der sogenannten Telemedizin auszuschöpfen. Satellitengestützte Kommunikation rund um den Erdball ist ein ohnehin üblicher Standard und erlaubt auch die Übertragung medizinischer Daten, beispielsweise von Klinik zu Klinik, aber auch von Flugzeug zu Klinik und umgekehrt. In Zukunft wäre es dann also ohne weiteres möglich, die EKG-Daten eines an Bord befindlichen Passagiers über eine Schnittstelle im Flugzeug an ein medizinisches Zentrum zu übertragen, dort auswerten zu lassen und dann nach Ferndiagnose und Therapievorschlag zu verfahren. Die Telemedizin – ursprünglich für Anwendungen in der bemannten Raumfahrt entwickelt – eröffnet hier ungeahnte Perspektiven, das Netz der schnellen Rettung auch über den Wolken enger zu knüpfen.

Aber nun zurück auf den Boden: Ein Flughafen ist unzweifelhaft eine öffentliche Einrichtung, die außerordentlich stark frequentiert und stets durchgehend von Sicherheitspersonal betreut wird. Das sind also drei Faktoren, die Flughäfen als besonders geeignet erscheinen lassen, um First Responder mit AEDs einzusetzen. Hinzu kommt, dass die Fluggesellschaften als ständige Nachbarn und Anlieger mit ihren Erfahrungen bei der Einrichtung solcher Systeme mit Rat und Tat zur Seite stehen können. Flughäfen verfügen darüber hinaus in aller Regel über eigene medizinische Dienste sowie Feuerwehren und haben in den dort eingesetzten Polizei- und Zollbeamten ein natürliches Potenzial von Ersthelfern.

Den weitestgehenden Ansatz in dieser Richtung hat bisher der Flughafen der nordamerikanischen Stadt Chicago gewagt. Analog zu den öffentlich zugänglichen Feuerlöschern sind dort seit dem 01. Juni 1999 an besonders gekennzeichneten Stellen 33 halbautomatische Defibrillatoren in Behältern mit Alarmaktivierung installiert. Bei der Entnahme des Geräts wird – analog zum Feueralarm – ein Alarm beim Rettungsdienst ausgelöst. Bisher wurden elf Einsätze verzeichnet, wobei neun Patienten nachweislich durch diese schnelle Erstdefibrillation das Leben gerettet werden konnte. Diese neun überstanden den Herz-Kreislauf-Stillstand überdies ohne neurologische Schäden. Ermutigt durch diese Ergebnisse entwickelte der damalige US-Präsident Bill Clinton eine Gesetzesvorlage, die alle Airlines per Gesetz verpflichtet, an Bord aller ihrer Maschinen AEDs vorzuhalten. Gleiches wird für alle Einrichtungen der US-Bundesbehörden gelten.

Auch in Deutschland gibt es mittlerweile vergleichbare Ansätze: So arbeitet z.B. der medizinische Dienst des Flughafens München an einem Konzept, das sich auf First Responder mit AED aus den Reihen der Flughafenfeuerwehr stützt. Mit Erste-Hilfe-Ausrüstung – aber noch ohne AED – wurden auch die Maschinen der Hubschrauberstaffel der bayerischen Polizei, die am Flughafen München stationiert ist, ausgestattet. Mit weiteren „Spin-offs" dieser Idee ist also zu rechnen. Das Konzept der Airlines und Flughäfen wäre beispielsweise sicher auch auf ICE-Züge und Bahnhöfe zu übertragen, wo rund um die Uhr ebenfalls stets Personal mit Sicherheitsaufgaben zur Verfügung steht. Spanien beispielsweise will diesen Weg beschreiten und Defibrillatoren in Supermärkten, Sportstätten und auf Flughäfen installieren.

7.4 Baindlkirch – der unbekannte Vorreiter

Kaum jemand kennt die Ortschaft Baindlkirch, Ortsteil der Gemeinde Ried am südöstlichen Rand des Landkreises Aichach-Friedberg in Oberbayern. Und kaum jemand weiß demzufolge, dass gerade in dieser 710-Seelen-Gemeinde eine der Keimzellen für das heutige, moderne First-Responder-System zu finden ist, entstanden in einer bis dahin einmaligen Initiative von Freiwilliger Feuerwehr und kommunaler Verwaltung. Wären die Baindlkircher mit ihrem Modell von Anfang an so in den Blickpunkt der Öffentlichkeit getreten wie viele andere in späteren Jahren – ihnen wäre wohl von selbst die Rolle eines Pioniers zugefallen. Und gerade auch aus diesem Grund soll das First-Responder-System von Baindlkirch hier näher betrachtet werden.

Der Ausgangspunkt dieses Systems, das mittlerweile auf sieben Jahre erfolgreicher Arbeit zurückblicken kann, liegt im Frühjahr 1994 – also in einem Zeitraum, in dem sich das Feuerwehr-First-Responder-Projekt im Landkreis München noch in der Planungsphase befand. Ausschlaggebend für das Aufgreifen der First-Responder-Idee in Baindlkirch war dieselbe Problematik wie im nördlichen Landkreis München: die zu langen Eintreffzeiten des Rettungsdienstes in Baindlkirch, das an der Schnittstelle dreier Landkreise (Dachau, Fürstenfeldbruck, Aichach-Friedberg) und zweier Rettungsleitstellenbereiche (Fürstenfeldbruck und Augsburg) liegt. Personelle Verbindungen zur Münchener Berufsfeuerwehr mit deren jahrzehntelanger Rettungsdienstpraxis sowie das Engagement örtlich niedergelassener Ärzte, die auch in der Feuerwehr aktiv waren, schärften bei der Freiwilligen Feuerwehr Baindlkirch (eine kleine Ortsfeuerwehr) das Problembewusstsein für diese Thematik. Die Wehr, die heute über 38 Mann verfügt, entwickelte zunächst ein Modell unter Einbeziehung der niedergelassenen Ärzte, welches die fachgerechte Erstversorgung von Unfallopfern bis zum Eintreffen des Rettungsdienstes zum Ziel hatte. Der Plan war einfach: Wurde die Feuerwehr Baindlkirch zur technischen Hilfeleistung an einen Unfallort entsandt, sollte sie auf dem Hinweg einen Arzt aufnehmen, der dann zusammen mit entsprechend ausgebildeten Feuerwehrleuten am Unfallort notfallmedizinisch tätig sein würde. Am 24. April 1994 stand bereits das Konzept und wurde im Rahmen einer Veranstaltung der Bevölkerung vorgestellt. Bereits kurze Zeit später musste sich das Konzept dann im Ernstfall bei einem schweren Motorradunfall im Bereich Baindlkirch bewähren. Bis zum Jahresende 1994 summierten sich diese First-Responder-Einsätze auf fünf, gemessen an insgesamt 18 Einsätzen der Freiwilligen Feuerwehr Baindlkirch.

Diese dokumentierte Funktionstüchtigkeit führte logischerweise zu dem Gedanken, das Baindlkircher First-Responder-System auf alle Fälle auf solche Gemeindebereiche auszudehnen, in denen lebensrettende Maßnahmen gefragt waren und in denen damit zu rechnen war, dass der Rettungsdienst nicht innerhalb einer bestimmten Zeit zur Stelle sein konnte. Das Baindlkircher Modell begann also, sich mit dieser Überlegung von der strikten Verknüpfung mit Feuerwehreinsätzen und technischen Hilfeleistungen zu lösen und wurde – als klassischer First Responder – zum unabhängigen Instrument zur Ergänzung des Rettungsdienstes. Bis dieses System aber die öffentliche Unterstützung erhielt, die es von Anfang an verdient hätte und die andere Systeme gleich zu Beginn ihrer Arbeit erfuhren, sollte noch einige Zeit vergehen. Erst im August 1997 stellte sich der Gemeinderat von Ried – dann allerdings einstimmig – hinter die Baindlkircher First Responder und beschloss, dass dieses System zur bleibenden Einrichtung werden sollte. Auch wenn diese Entscheidung erst nach Jahren erfolgte, so stellte sie doch ein bis dato einmaliges Ereignis dar: Zum ersten Mal hatte ein politisches Gremium den Beschluss gefällt, seiner Feuerwehr den First-Responder-Dienst als festen Auftrag zu geben. Damit hatte es auch alle politischen Schwierigkeiten auf kommunaler Ebene aus dem Weg geräumt. Zwei Jahre später folgte der Rettungszweckverband diesem Schritt und legte die direkte Alarmierung der Baindlkircher First Responder durch die zuständige Rettungsleitstelle Augsburg fest und entkoppelte damit also das System von den Alarmierungswegen der Feuerwehr, die bisher zuständig war. In der Praxis bewirkte dies zweierlei: Die Baindlkircher Feuerwehr-First-Responder wurden damit offiziell vom Rettungsdienst ihres Bereichs anerkannt und ihr Potenzial zur schnellen Versorgung von Notfallpatienten in dieser Region konnte voll ausgeschöpft werden. Lagen die Einsatzzahlen der First Responder in den Jahren bis 1999 noch zwischen zwei und acht pro Jahr, so schnellten sie

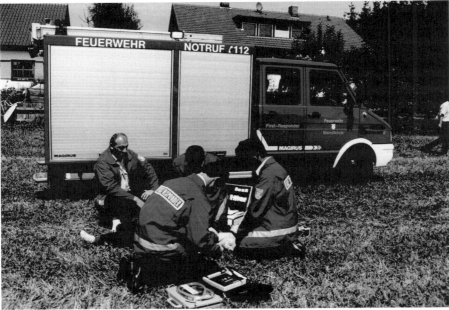

Abb. 1: First Responder im Einsatz. Ein Team der Freiwilligen Feuerwehr Baindlkirch. Der eindrucksvolle Beweis, dass auch eine kleinere Ortsfeuerwehr solche Systeme mit Erfolg betreiben kann.

bis zur Jahreshälfte 2000, also in den ersten sechs Monaten nach Einführung der direkten Alarmierung durch die Rettungsleitstelle, auf 18 empor. Im März 2000 wurde der direkte Alarmierungsweg noch durch die Ausrüstung der Baindlkircher First-Responder-Gruppe mit Funkmeldempfängern verbessert.

Derzeit sind von 38 Feuerwehrleuten in Baindlkirch 13 im First-Responder-Dienst tätig. Alle verfügen über eine Ausbildung nach dem 72-Stunden-Modell und über eine Zusatzausbildung in Frühdefibrillation. Betreut und ausgebildet werden die First Responder durch zwei Ärzte der Wehr sowie einen hauptberuflichen Lehrrettungsassistenten, der ehrenamtlich der Freiwilligen Feuerwehr angehört. Die Ausrüstung, die die First Responder in einem eigenen und eigens gekennzeichneten Einsatzfahrzeug der Feuerwehr mit sich führen, beläuft sich auf zwei Notfallkoffer „Kreislauf" und „Atmung", einen AED, ein Absauggerät, einen Satz Stifneck-HWS-Stützkragen sowie auf weiteres Gerät und Material. Abgesichert werden neben dem eigenen Gemeindegebiet auch Nachbargemeinden in anderen Landkreisen nach Anforderung durch die jeweils zuständigen Rettungsleitstellen (in diesem Fall die Leitstelle Fürstenfeldbruck).

7.5 BRK Glonn – das „Spin-off" der Schnelleinsatzgruppe

Schnelleinsatzgruppen sind – in stark verkürzter Definition – Einheiten aus den Reihen der Hilfsorganisationen zur kurzfristigen Unterstützung des Rettungsdienstes bei Großeinsätzen, die unterhalb der Schwelle des Katastrophenalarms liegen. Ihr Einsatzspektrum beginnt also bei einem unvorhergesehenen Massenunfall von Verletzten, Erkrankten, aber auch von Personen, die sonstiger Betreuung bedürfen, und endet mit der Alarmierung des regulären Katastrophenschutzes, in den die Schnelleinsatzgruppen dann in aller Regel eingegliedert werden. So betrachtet, bilden die Schnelleinsatzgruppen (SEG) funktionale Einheiten, die aufgrund ihres Charakters der flexiblen Einsetzbarkeit und Alarmierung über die Rettungsleitstellen durchaus Gemeinsamkeiten mit First-Responder-Einheiten aufweisen. Der entscheidende Unterschied liegt jedoch darin, dass der Einsatzschwerpunkt der First Responder klar auf einzelnen Notfallpatienten liegt, die bereits vor dem zu erwartenden Eintreffen des Rettungsdienstes lebensrettender oder lebenserhaltender Maßnahmen bedürfen. Mit der Übergabe des Patienten an den Rettungsdienst ist denn auch der Einsatz des First Responders in aller Regel beendet. Der Einsatz der SEG dient hingegen eher der allgemeinen Entlastung des Rettungsdienstes und kann die medizinische Versorgung beinhalten, aber auch die Unterbringung und Betreuung von Unverletzten – beispielsweise nach Unfällen mit Reisebussen – bis hin zur technischen Unterstützung des Rettungsdienstes oder bis zur Versorgung der Einsatzkräfte selbst.

Worauf es hierbei ankommt, ist, dass viele SEG'en das Potenzial in sich tragen, auch First-Responder-Aufgaben zu übernehmen: Sie verfügen über ausgebildetes Personal, entsprechende Ausrüstung, Fahrzeuge und Kommunikationstechnik. Ohne diese Dinge könnten sie ihrer zentralen Aufgabe, den Rettungsdienst in verschiedensten Situationen zu unterstützen, auch nicht gerecht werden.

Auf der Grundlage dieser Überlegungen hat die Bereitschaft Glonn des Bayerischen Roten Kreuzes (BRK) im oberbayerischen Landkreis Ebersberg schon 1988 damit begonnen, im Sinne des heutigen Verständnisses des First Responders zu arbeiten. In einem Grundsatzpapier des BRK Glonn aus dem Jahr 1994 heißt es:

"Bei der Versorgung einer Vielzahl von Verletzten oder der Betreuung von unverletzten Beteiligten ist der Rettungsdienst jedoch bald überlastet. In Randbereichen des Landkreises kann es zudem besonders bei widrigen Straßenverhältnissen zu Verzögerungen bei der Anfahrt kommen."[11]

Aufgrund dieser Problematik kam es in Glonn ab 1988 häufiger vor, dass die örtliche Freiwillige Feuerwehr bei ihren Einsätzen die BRK-Bereitschaft um kurzfristige Unterstützung bis zum Eintreffen des Rettungsdienstes bat. „Diese mehr zufällige Hilfe", so das BRK Glonn weiter, „stellte sich als echte Verbesserung in der Notfallversorgung heraus – und war es wert, auf sichere Beine gestellt zu werden." Zusammen mit der Feuerwehr institutionalisierte das BRK diese Form der Hilfe, die ja bis dahin von der mehr oder weniger zufälligen Anwesenheit von BRK-Helfern im Zeitraum der Feuerwehralarmierung abhängig war. Ausrüstung und Einsatzbekleidung wurden im Feuerwehrhaus deponiert und bei jedem Feuerwehreinsatz rückten nun Sanitäter mit aus, die am Einsatzort die Erstversorgung Verletzter und Erkrankter bis zum Eintreffen des regulären Rettungsdienstes übernahmen.

Im November 1992 wurde diese Initiative nach dem SEG-Konzept aufgerüstet: Vom BRK wurde ein Rettungswagen zur Verfügung gestellt, der die Unabhängigkeit der Glonner BRK-Helfer im Einsatz von der Feuerwehr ermöglichte und natürlich auch deren Einsatz überhaupt vom Ausrücken der Feuerwehr entkoppelte. „Die Rettungsleitstelle alarmierte nun immer öfter die Glonner BRK-Helfer zu lebensgefährlich Erkrankten ..."[12], beschreibt das BRK-Papier diese Entwicklungsgeschichte von der Eigeninitiative einer rührigen Bereitschaft hin zur Errichtung einer SEG, die auch bald als First-Responder-Einheit fungierte. In den folgenden Jahren wurde die SEG zusätzlich mit Funkmeldeempfängern und einem Fahrzeuganhänger ausgestattet, was die Einsatzflexibilität und Verfügbarkeit dieser Gruppe weiter erhöhte. „Die Schnelleinsatzgruppe ist der Rettungsleitstelle seither auch offiziell und direkt unterstellt", so das BRK. „Sie wird nun regelmäßig – etwa vier Mal monatlich – zur Erste-Hilfe-Leistung bis zum Eintreffen des Rettungsdienstes alarmiert. Das Einsatzspektrum reicht von Unfällen aller Art bis zu internistischen Notfällen."[13] Die BRK-SEG Glonn gewährleistete also ganz klar im Rahmen ihrer Aktivitäten ein effizientes First-Responder-System. Der Umstand, dass die für diesen Dienst vorgesehenen und mit Funkmeldeempfängern ausgerüsteten SEG-Angehörigen im Bereich von Glonn wohnen, garantiert darüber hinaus Ausrückzeiten um drei Minuten – also Zeiten, die für First-Responder-Einsätze absolut akzeptabel sind.

Führt die Betrachtung der SEG-Einsatzkonzeption von Glonn auch ein wenig vom Thema ab, so ist sie doch für die Diskussion um die künftige Weiterentwicklung von First Response außerordentlich wertvoll. Mit aktiver und finanzieller Unterstützung ihres Verbandes, ihrer Gemeinde, aber auch vieler Firmen und Privatpersonen hat die BRK-Bereitschaft Glonn eine multifunktionale Einheit geschaffen, die als Zukunftsmodell für den Rettungsdienst, den Katastrophenschutz und den First-Responder-Dienst gelten kann. Naturgemäß ist der Aufbau einer solchen SEG, die im Bedarfsfall verschiedene Aufgaben übernehmen kann, mit einem erheblich höheren Aufwand verbunden als ein First-Responder-Dienst und verlangt auch den Mitgliedern noch weit mehr ab. Aber er könnte allen Regionen als Vorbild dienen, denen mit einer First-Responder-Gruppe allein noch zu wenig gedient ist. Am Ort könnte diese Einheit als Träger des First-Responder-Dienstes ebenso dienen wie als verfügbarer Sanitäts- und Betreuungsdienst, als Instrument zur kommunalen Katastrophenvorsorge, überörtlich als SEG zur Unterstützung des Rettungsdienstes sowie als Teileinheit des Katastrophenschutzes. In den weit verbreiteten SEG-Konzepten in ganz Deutschland liegt sicherlich ein hohes Potenzial, das in dieser Richtung genutzt werden kann.

7.6 Der Vorläufer: Erste-Hilfe-Trupps der Feuerwehr

Im August 1994 erschien in der Feuerwehr-Fachzeitschrift *112* ein Beitrag unter dem Titel „Feuerwehr-Erste-Hilfe-Trupps – Eine Strategie gegen das therapiefreie Intervall". Die darin ausgeführten Überlegungen – die übrigens zur selben Zeit publiziert wurden, als das First-Responder-Pilotprojekt im Landkreis München begann – waren deckungsgleich mit der Argumentation, die dem First-Responder-Konzept zugrunde lag:

> *„In ländlichen Regionen trifft das erste Rettungsmittel meist erst nach zehn Minuten oder noch später ein. Andererseits sind oft schon nach fünf Minuten Maßnahmen erforderlich, um schwerwiegende Schäden oder sogar den Tod des Patienten abzuwenden."*[14]

Fehlte in diesen Sätzen auch jeglicher Hinweis auf Untersuchungen, die die darin aufgestellten Behauptungen statistisch erhärten, so wurde doch unzweifelhaft deutlich, was in der Zielrichtung der Autoren lag: die Verkürzung des therapiefreien Intervalls bei Notfallpatienten und die Überbrückung des Zeitraums bis zum Eintreffen des Rettungsdienstes.

Die Autoren des Beitrags schlugen vor, beispielsweise durch den Einsatz von örtlichen Erste-Hilfe-Trupps und der Ortsfeuerwehren das therapiefreie Intervall in jedem Fall so kurz wie möglich zu halten. Neben der verstärkten Breitenausbildung in Erster Hilfe und der flächendeckenden Einführung der Telefonreanimation in den Rettungsleitstellen empfahlen sie „den Einsatz von örtlichen Erste-Hilfe-Trupps", für deren Bildung vor allem „die Ortsgruppen der Sanitätsorganisationen oder die Ortsfeuerwehren" in Frage kämen. Ein besonders hohes Potenzial versprachen sich die Autoren dabei von den Ortsfeuerwehren, die im Gegensatz zu den Sanitätsorganisationen flächendeckend vertreten und rund um die Uhr verfügbar sind. Die entscheidende Anregung für ihre Idee hatten die Initiatoren dieses Konzepts beim Studium der First-Responder-Vorauseinheiten in den USA erhalten.

Nach eigener Auskunft trugen sie ihr Konzept bereits im Zeitraum von 1990 bis 1992 auf mehreren Notfallsymposien vor und machten 1993 der Rettungsleitstelle München den Vorschlag, dieses System im Rettungsdienstbereich der bayerischen Landeshauptstadt einzuführen – was aber damals abgelehnt worden sei. Den Durchbruch sollte schließlich die zu diesem Zweck im selben Jahr gegründete „Arbeitsgemeinschaft Erste-Hilfe-Trupps" erreichen, die ein für das Jahr 1994 terminiertes Modellprojekt ausarbeitete. Dieses Projekt sollte in rund zwei Dutzend ländlicher Gemeinden in Oberbayern durchgeführt werden und dem Konzept der Erste-Hilfe-Trupps die notwendige wissenschaftliche Grundlage liefern. Es sah vor, die Einsatzkräfte der Feuerwehr mit einer zwölfstündigen Zusatzausbildung in die Lage zu versetzen, neben den herkömmlichen Erste-Hilfe-Maßnahmen außerdem Sauerstoffgabe, Beatmung und Freihalten der Atemwege am Notfallpatienten durchführen zu können. Daneben sollten die Trupps die Notfallpatienten, falls nötig, aus dem Gefahrenbereich bringen und den Rettungsdienst gegebenenfalls lotsen, einweisen und am Einsatzort unterstützen. Alarmiert werden sollten die Trupps von der Rettungsleitstelle über die jeweilige Alarmzentrale der Feuerwehr. Weitergehende Ausbildungen und Aktivitäten bei der Ersten Hilfe waren nicht vorgesehen. Die Autoren lieferten – und das ist bemerkenswert – auch eine juristische Betrachtung des Einsatzes von Feuerwehr-Erste-Hilfe-Trupps mit und kamen dabei zu denselben Schlüssen wie ihre Kollegen, die zeitgleich am First-Responder-Konzept arbeiteten: Das (Bayerische) Feuerwehrgesetz steht der Übernahme solcher Aufgaben nicht entgegen und der gesetzliche Versicherungsschutz greift ebenso wie bei allen anderen Feuerwehreinsätzen.

Die Unterschiede zur First-Responder-Konzeption wurden hingegen an anderen, wesentlich entscheidenderen Punkten – wie am Alarmierungsweg, der Ausbildung und dem vorgesehenen Spektrum der notfallmedizinischen Maßnahmen, welches bis zum Eintreffen des Rettungsdienstes zur Verfügung stehen sollte – deutlich. Hatte man sich zum Zeitpunkt dieser Veröffentlichung im Fall der First Responder schon auf eine 72-stündige Ausbildung plus Frühdefibrillation geeinigt, so wollte man in die Zusatzausbildung der Feuerwehr-Erste-Hilfe-Trupps nur ein Sechstel dieser Zeit investieren. Frühdefibrillation, die vielleicht entscheidendste Maßnahme des First Responders, war bei den Erste-Hilfe-Trupps von Anfang an nicht vorgesehen. Der Alarmierungsweg wiederum sollte grundsätzlich über eine Zwischenstation, die Feuerwehreinsatzzentrale, erfolgen, wohingegen beim First-Responder-Modell von Anfang an angestrebt wurde, den Alarmierungsweg so kurz und so direkt wie möglich zu halten (deshalb wurde die direkte Alarmierung durch die Rettungsleitstelle favorisiert).

So ideenreich und engagiert die Realisierung des Projekts „Feuerwehr-Erste-Hilfe-Trupps" auch verfolgt wurde, so sehr muss auch bezweifelt werden, ob beim erklärten Ziel der schnellen und effektiven Notfallversorgung dieselben Ergebnisse wie beim First-Responder-Modell hätten erreicht werden können. Zu groß sind die Defizite in der Ausbildung beim Feuerwehr-Ersthelfer im Vergleich zum First Responder und zu gering demzufolge seine Möglichkeiten in der Patientenversorgung. Nachdem die 72-Stunden-Ausbildung der First Responder auch immer mehr als Qualitätsmerkmal für ein ganz bestimmtes Modell der organisierten Ersten Hilfe verstanden wird und genaue Erkenntnisse über die Effizienz der First Responder vorliegen, kann getrost behauptet werden, dass die Feuerwehr-Erste-Hilfe-Trupps und ihre Konzeption im wahrsten Sinne des Wortes nicht mehr konkurrenzfähig sind. Die Initiatoren – übrigens meist Angehörige der schon eingangs erwähnten Freiwilligen Feuerwehr Großhelfendorf im Landkreis München – sind zwischenzeitlich zum First-Responder-Modell übergegangen und haben ihre Vorstellungen in dessen Rahmen umgesetzt.

An der Richtigkeit ihres Denkansatzes, die Strukturen der örtlichen Feuerwehren auch zur Unterstützung des Rettungsdienstes und zur schnelleren Versorgung von Notfallpatienten zu nutzen, ändert das nichts. Lediglich für die Erreichung dieser Ziele wurde im First-Responder-Konzept eine wesentlich effizientere Alternative gefunden. Eine Ausbildung von Feuerwehrleuten in Form der erweiterten Erste Hilfe allgemein bleibt darüber hinaus ebenso sinnvoll, auch wenn kein First-Responder-Standard erreicht und eine solche Tätigkeit nicht beabsichtigt wird. Das Bewusstsein, Menschen vielleicht schon helfen zu können bevor der Rettungsdienst eintrifft und nicht zuletzt der Aspekt der eventuell notwendigen Kameradenhilfe sollten Motivation genug für alle Feuerwehren sein, sich eingehender mit diesem Thema auseinander zu setzen.

7.7 Teamleader und Standing Order

„Teamleader" und „Standing Order" sind zwei Begriffe, die aus dem amerikanischen Rettungsdienst stammen könnten. Sie existieren in der Dienstanweisung zum First-Responder-Dienst bei der Freiwilligen Feuerwehr Garching, der fünften im Landkreis München, die einen solchen Dienst einführte. Bemerkenswert ist, dass die Feuerwehr der Stadt Garching zu Beginn ihrer Aktivitäten auf diesem Gebiet ihren First-Responder-Betrieb in einer Dienstanweisung geregelt hat, die von ihrer umfassenden Konzeption her als Muster-Dienstanweisung ihrer Art für alle Feuerwehren dienen könnte (Abdruck siehe Anhang). Dieses Regelwerk erläutert nicht nur die Ausbildung der First Responder und Indikationen für ihren Einsatz nach den Richtlinien des Bayerischen Feuerwehrverbandes, sondern umfasst auch die Kennzeichnung, Dienstkleidung, Ausrückeordnung, pflichtmäßige Fortbildungen und vieles mehr, was im täglichen Dienst eine Rolle spielt.

Viel wichtiger ist aber noch: Diese Garchinger Dienstanweisung, die auf einer modifizierten Fassung der First-Responder-Dienstanweisung der benachbarten Oberschleißheimer Wehr basiert, legt erstmals die Organisations- und Führungsstruktur einer First-Responder-Gruppe innerhalb einer Freiwilligen Feuerwehr fest. Als Oberhaupt dieser Struktur definiert sie einen „Medizinischen Einsatzleiter" (in aller Regel ein Arzt), der auf derselben Ebene wie der „Technische Einsatzleiter" für den Brandschutzdienst steht. Dem Medizinischen Einsatzleiter untersteht der gesamte First-Responder-Dienst in fachlicher sowie disziplinarischer Hinsicht. Er leitet die Notfalleinsätze fachlich, koordiniert die Zusammenarbeit mit dem Rettungsdienst, kontrolliert die Ausrüstung und ernennt die sogenannten Teamleader, d.h. die Leiter der einzelnen, meist aus zwei Einsatzkräften bestehenden First-Responder-Gruppen. Diese sind hinsichtlich ihrer Qualifikation mindestens Rettungssanitäter. Sie führen die First Responder im Einsatz und tragen dort die fachliche und personelle Verantwortung. Die Teammitglieder wiederum, also die First Responder, handeln im Einsatz nach den Anweisungen dieser Vorgesetzten sowie selbständig auf der Basis fester „Standing Orders", also festgeschriebener Verfahrensanweisungen/medizinischer Algorithmen zur Behandlung medizinischer Notfälle.

Diese Struktur ist bezüglich ihrer straffen Führung des First-Responder-Dienstes in medizinisch-fachlicher Hinsicht durchaus interessant. Jedoch weitaus bemerkenswerter ist ihr Potenzial für die Zukunft. Zum einen verschafft sie dem First-Responder-Dienst innerhalb der Freiwilligen Feuerwehr eine exponierte Stellung. Diese ergibt sich in erster Linie aus der Position des Medizinischen Einsatzleiters. Er untersteht danach nunmehr dem Leiter der Feuerwehr allein und leitet seinen First-Responder-Dienst selbständig wie einen Fachdienst der Feuerwehr und unabhängig vom Technischen Einsatzleiter, der verantwortlich für Brandschutz und alle anderen Feuerwehraktivitäten ist. Faktisch könnte diese Struktur somit die Aufgliederung einer Feuerwehr in einen notfallmedizinischen und einen feuerwehrtechnischen Dienst bedeuten, die sich gleichberechtigt gegenüber stehen. Dies würde den Charakter einer solchen Feuerwehrorganisation grundlegend verändern.

Wäre eine solche Feuerwehr noch Feuerwehr oder schon mehr ein organisierter örtlicher Rettungsdienst mit Feuerwehr als Zusatz? Das ist sicher eine polemisch anmutende Frage, aber dennoch: So könnte eine mögliche Entwicklungslinie aussehen, auch wenn die First-Responder-Führungsstruktur nach dem Garchinger Modell mehr in der Tatsache begründet liegen mag, dass eine Stadt mit mehr als 20 000 Einwohnern auch eine entsprechend große und durchorganisierte First-Responder-Struktur benötigt, wenn ein solcher Dienst eingeführt wird. Hingewiesen werden soll aber auch auf den offenkundigen Nutzen einer solchen Struktur: In ihr steckt auch ein gewaltiges Potenzial beispielsweise zur Bewältigung von Großschadensereignissen sowie zur Unterstützung von Rettungsdienst und Katastrophenschutz, was sich einfach aus der Tatsache ergibt, dass die Mitarbeiter einer solchen Organisation de facto eine zusätzliche Sanitätseinheit stellen könnten beziehungsweise multifunktional einsetzbar wären. Ist auch momentan den Garchinger First Respondern die Durchführung von Basismaßnahmen der Ersten Hilfe zugedacht, so wäre eine weitergehende Ausbildung der Teams durchaus denkbar. Auch dies ist – wohlgemerkt – keine zwingende, sondern nur eine mögliche Entwicklung, die sich ergeben könnte.

7.8 Wasserrettung auf dem Land

Fallen die Begriffe „Wasserrettung" oder „Wasserwacht", so werden diese unweigerlich mit der Vorstellung von Rettungsschwimmern im Einsatz gegen den Ertrinkungstod verbunden. Gehört diese Tätigkeit auch noch immer zu den Hauptaufgaben jeder organisierten Wasserrettung, so hat sich doch im Verlauf der zurückliegenden Jahrzehnte das Arbeits- und Anforderungsspektrum der Organisationen, die für Lebensrettung im und am Wasser verantwortlich sind, entscheidend gewandelt. Vor dem Zweiten Weltkrieg sowie in den Jahren nach 1945, als die organisierte Wasserrettung in Deutschland neu aufgebaut wurde, bildete die Bekämpfung des Ertrinkungstodes den Mittelpunkt aller Anstrengungen. Zu einem nicht geringen Teil lag dies an dem Umstand, dass es unter Kindern wie Erwachsenen eine relativ hohe Anzahl von Menschen gab, die nicht schwimmen konnten, weil sie es nicht gelernt hatten. Mit der Integration des Schwimmens in den Sportunterricht an den Schulen änderte sich diese Situation zusehends. Heutzutage sind Nichtschwimmer, selbst unter älteren

Menschen, die Ausnahme. Badeunfälle im Wasser haben eher in internistischen Notfällen ihre Ursachen als in der mangelnden Fähigkeit, sich aus eigener Kraft über Wasser zu halten. Die Einsatzstatistiken der Wasserrettungsorganisationen belegen diese Entwicklung. Das wiederum konnte – ähnlich wie bei den Feuerwehren, wenn auch auf einem gänzlich anderen Gebiet – nicht ohne Einfluss auf die Arbeit der Wasserrettung bleiben. Benutzte der klassische Rettungsschwimmer der Vergangenheit seine eher spärlich ausgestattete Basis am Ufer ausschließlich als Beobachtungsposten und Aufbewahrungsort für seine Ausrüstung, so gleichen die Wasserrettungsstationen der Gegenwart vielmehr multifunktional einsetzbaren Rettungswachen, die auch auf technische Hilfeleistung am und im Wasser sowie auf die Notfallbehandlung von Akutpatienten ausgelegt sind.

Dieser technisch bzw. materiell zum Teil immense Ausbau der Wasserrettung in Deutschland folgte dabei einer gesellschaftlichen Entwicklung: Aufgrund der Tatsache, dass immer mehr Menschen schwimmen konnten, suchten diese zunehmend Erholung an Gewässern und beim Wassersport. Der Bund, die Länder und Gemeinden folgten diesem Freizeitverhalten mit dem Ausbau bereits bestehender Badezentren beziehungsweise dem künstlichen Anlegen von sogenannten Naherholungsgebieten vor allem im großstädtischen Bereich, um den in Ballungszentren lebenden Menschen weite Anfahrten zu natürlichen Seen in der ferneren Umgebung zu ersparen. Ein Paradebeispiel für diesen Trend ist die Gründung des Vereins für überörtliche Naherholungsgebiete in den 1970er Jahren in München. Über diesen Verein als Träger schufen die daran beteiligten Gebietskörperschaften eine Vielzahl solcher Badeseen in der sogenannten Planungsregion 14, die München, den Landkreis München sowie die sieben daran angrenzenden Landkreise umfasst. Von Anfang an war dabei die Absicherung dieser Gebiete durch Wasserrettungsorganisationen, mit denen förmliche Betreuungsverträge geschlossen wurden und die dafür aus öffentlichen Geldern finanzierte Rettungsstationen erhielten, mit eingeplant.

In einen ähnlichen Zeitraum fällt übrigens die erste Berücksichtigung der Wasserrettung in den meisten Rettungsdienstgesetzen. Die von dieser Entwicklung profitierenden Wasserrettungsorganisationen dehnten damit ihr Einsatzgebiet automatisch über das jeweilige Gewässer und den dazu gehörigen Uferbereich auf ein genau definiertes Areal rund um das Gewässer – eben das jeweilige Erholungsgebiet – aus und übernahmen damit Aufgaben als Ersthelfer, die denen des Rettungsdienstes vergleichbar sind und hinsichtlich ihres Charakters dem heutigen First-Responder-Verständnis entsprechen. Natürlich wurden die Wasserretter auch schon zuvor – aber noch viel stärker im Zuge der beschriebenen Entwicklungen – immer weniger mit Notfällen im Wasser konfrontiert, dafür aber zunehmend mit dem gesamten Notfallspektrum, das sich ereignen kann, wenn sich eine entsprechend große Anzahl von Menschen über einen längeren Zeitraum hinweg an einem Ort aufhält. Nicht unerwähnt bleiben soll die Tatsache, dass die Wasserrettungsorganisationen zunehmend auch Aufgaben im Katastrophenschutz, im Naturschutz, aber auch zur Unterstützung anderer Organisationen – wie zum Beispiel bei Tauchbergungen im Auftrag der Polizei – wahrnehmen. Deutlich wird dieser Wandel am Beispiel der Wasserwacht des BRK-Kreisverbandes München, die mit acht Ortsgruppen neun von 13 Wasserrettungsstationen in der Stadt und im Landkreis München betreibt. Bis in die 1980er Jahre hinein war die

72-Stunden-Sanitätsausbildung neben der Rettungsschwimmer-Ausbildung nicht obligatorisch. Die Basismaßnahmen der Reanimation wurden in eigenen Kursen unterrichtet.

Um dem geänderten Anforderungsprofil gerecht zu werden, unterzogen sich zahlreiche Wasserwachtangehörige freiwillig der Sanitätsausbildung und fanden darüber hinaus häufig den Einstieg in die Fachausbildung für den Rettungsdienst. Mit der Zeit bildete sich dadurch ein Potenzial entsprechend ausgebildeter und praxiserfahrener „Wasserwacht-Sanitäter" heran, die effektive Hilfe bei Notfallpatienten bis zum Eintreffen des Rettungsdienstes leisten konnten und die andererseits auch die Arbeitsweise des Rettungsdienstes kannten und verstanden. Dies führte zu einem intensiven Dialog mit dem Rettungsdienst, der häufig unter demselbem Dach wie die Wasserwacht betrieben wurde, in Form eines Know-how-Transfers: Die Wasserrettung konnte in ihrem Einsatzgebiet unterstützend für die Land- und Luftrettung tätig werden, die Landrettung konnte ihre Erfahrung im Umgang mit Notfallpatienten einbringen.

Somit lag es nahe, das hohe Potenzial der Wasserwacht in München auch für den Rettungsdienst zu nutzen. Eine erste Verzahnung fand bereits Ende der 1970er Jahre statt: Jede Wasserwachtstation meldete sich mit Dienstbeginn bei der Rettungsleitstelle an beziehungsweise bei Dienstende ab. Damit sollte gewährleistet werden, dass im Falle von Einsatzspitzen des Rettungsdienstes bei Notfällen in der näheren Umgebung der Wasserwachtstationen auf deren Personal und Einsatzfahrzeuge zurückgegriffen werden konnte. Praktiziert wurde diese Regelung allerdings recht unterschiedlich: Auch im Bedarfsfall blieb der Einsatz der Wasserwachten meist der Initiative des jeweils diensthabenden Leitstellendisponenten überlassen. Eine automatische Alarmierung bei bestimmten Meldebildern wurde nicht vorgesehen.

Zwei Dinge brachten hier den entscheidenden Umschwung: die Etablierung fester First-Responder-Systeme im Rettungsdienstbereich München ab 1994 sowie die Inbetriebnahme der Integrierten Rettungsleitstelle München zum 01.07.1997. Wie bereits erwähnt beziehungsweise in den vorangegangenen Kapiteln dargestellt, hatten sich zahlreiche Wasserwacht-Angehörige schon seit Jahren im Rettungsdienst engagiert und die entsprechenden Ausbildungen einschließlich der zwischenzeitlich eingeführten Ausbildung in Frühdefibrillation absolviert. Bei Aufkommen der First-Responder-Systeme begannen sich ganze Gliederungen auch in dieser Hinsicht zu engagieren. Dies eröffnete die Perspektive, die Wasserwachten auch als First Responder für den unmittelbaren Einzugsbereich ihres Badegebiets und die daran angrenzenden Stadt- oder Gemeindeteile einzusetzen. Über die notwendige Ausbildung, Ausrüstung und Struktur verfügten diese Wasserwachten in aller Regel ohnehin. Die Umsetzung dieser Konzeption bedeutete also nichts anderes, als das lange brach gelegene Wasserrettungspotenzial mit dem landgebundenen Rettungsdienst zu vernetzen und im Sinne einer Unterstützung des Rettungsdienstes auszuschöpfen.

Technisch möglich wurde dies in München durch die neue Integrierte Leitstelle. Seit dem Zeitpunkt ihrer Inbetriebnahme werden die Dienstzeiten der Wasserrettungsstationen im Einsatzleitrechner gespeichert. Der Einsatzleitrechner betrachtet diese Stationen mit derselben Logik wie alle anderen gespeicherten Rettungswachen und Fahrzeugabrufplätze. Wird ein Einsatzort, der in das Einsatzgebiet der jeweiligen

Wache oder des Abrufplatzes fällt, eingegeben, so schlägt der Rechner automatisch das dazugehörige Rettungsmittel vor, wenn dieses verfügbar und einsatzklar ist. Der Leitstellendisponent kann diesen Vorschlag übernehmen oder abändern. Dies bedeutet also, dass die Wasserrettungswachen nicht mehr übersehen oder vergessen werden können, sondern genauso wie Rettungs- oder Notarztwachen disponiert werden. Der Leitstellendisponent wird in jedem Fall auf diese Einsatzmöglichkeit aufmerksam gemacht. Die alarmierte Wasserwachteinheit meldet sich dann, nimmt den Einsatzauftrag entgegen und begibt sich zum Einsatzort. Dort wird der Patient versorgt und betreut, bis er vom parallel alarmierten Landrettungsdienst übernommen wird.

Sieben von acht Ortsgruppen der BRK-Wasserwacht München arbeiten derzeit nach diesem Prinzip. Seit 1998 erfolgt die flächendeckende Ausrüstung mit AEDs, die bis 2001 abgeschlossen sein soll. Sechs von acht Gliederungen verfügen über eigene Einsatzfahrzeuge, sieben über eigene Rettungsboote. Zwei von ihnen arbeiten schon seit Jahren in eigenen First-Responder-Systemen ihrer Gemeinden. So betreut beispielsweise die Ortsgruppe München-West rund 35 zu ihrem Einsatzgebiet benachbarte Straßenzüge sowie einen Abschnitt von 15 Kilometern der nahegelegenen Autobahn München-Stuttgart als First Responder; die Ortsgruppe München-Nord ist für den Stadtteil Feldmoching, an dessen Peripherie ihr Einsatzgebiet liegt, verantwortlich. Ergänzend muss natürlich angeführt werden, dass die durchgehend ehrenamtlich betriebenen Wasserwachten in der Regel nur an Wochenenden und Feiertagen während der Badesaison zur Verfügung stehen. Die bisherigen Ergebnisse sind aber ermutigend. Zum Durchbruch verholfen hat diesem Einsatzkonzept, das dem der First Responder im Prinzip genau entspricht, mit Sicherheit der First-Responder-Gedanke, der hier eine sinnvolle Modifizierung erfuhr.

Anmerkungen:

1 Hellmich Ch (1998) First Responder bei der Berufsfeuerwehr Wien. In: Rettungsdienst 9:6-10
2 ebd.
3 Siehe hierzu: Kanz KG (2000) First-Responder-Systeme
4 ebd.
5 ebd., Rechtsauskunft, die der Berufsverband der Chirurgen im Mai 1999 veröffentlichte
6 ebd.
7 ebd.
8 ebd.
9 Hörner R (2000) Wenn jede Sekunde zählt: Defis an Bord von Lufthansa-Jets. In: Rettungsdienst 3:10-14
10 ebd.
11 Grundsatzpapier des BRK Glonn aus dem Jahr 1994
12 ebd.
13 ebd.
14 Feuerwehr-Erste-Hilfe-Trupps – Eine Strategie gegen das therapiefreie Intervall (August 1994). In: *112*, S 492-495

8 Blick über die Grenzen: der erste internationale First-Responder-Kongress

Hatte der erste übergreifende Erfahrungsaustausch unter den Organisationen und Trägern von First-Responder-Systemen im Februar 1999 in Neubiberg noch die eher bescheidene Bezeichnung „Workshop" getragen, so entstand bereits ein Jahr nach diesem Ereignis der Wunsch nach einer Tagung. Bis zu diesem Zeitpunkt hatten sich First-Responder-Systeme unterschiedlicher Ausprägung in ganz Deutschland verbreitet. Am weitesten in dieser Entwicklung war wiederum Bayern, wo sich durch die Aktivitäten von Feuerwehren und dem Bayerischem Roten Kreuz auf diesem Gebiet ein annähernd flächendeckendes System organisierter Erster Hilfe vor Ort herausgebildet hatte. Aus diesem Grund verwundert es nicht, dass die Initiative zu einer internationalen Fachtagung zum Thema „First Responder" ebenfalls von dort aus kam. Federführend bei diesem Projekt, das erstmals einen organisations- und grenzüberschreitenden Erfahrungsaustausch ermöglichen sollte, war erneut die Feuerwehr. Diese war hauptsächlich durch ihre Gliederungen aus München und den angrenzenden Landkreisen, die mittlerweile auf jahrelange Erfahrung und Praxis im First-Responder-Wesen zurückblicken konnten, vertreten. Veranstaltungsort des Kongresses war der oberbayerische Kurort Bad Tölz. Rund 200 Teilnehmer aus dem In- und Ausland fanden sich schließlich dort ein.

Die zentrale Botschaft der notfallmedizinischen Referate, die sie auf dem Kongress hörten, unterschied sich zwar inhaltlich nicht von den Vorträgen in der Vergangenheit, setzte aber andere Akzente. Gingen Jahre zuvor die Bestrebungen noch dahin, dem First-Responder-System überhaupt eine gesicherte wissenschaftliche Grundlage zu geben, so unterstrichen und bestätigten nunmehr die wissenschaftlichen Ergebnisse den First-Responder-Ansatz, indem sie die entscheidende Bedeutung des Zeitfaktors bei der Erstversorgung von Traumata wie bei Herz-Kreislauf-Stillständen hervorhoben.

Um die Überlebenschancen lebensbedrohlich verletzter oder erkrankter Notfallpatienten signifikant zu verbessern, bedarf es der Einhaltung von so kurzen Reaktionszeiten, dass jedes Rettungsdienstsystem zwangsläufig an seine Grenzen stoßen muss. Die in der Literatur häufig zitierte „First golden hour" bei der Trauma-Versorgung ist bekannt, jedoch zählen auch hier bei bestimmten Verletzungsarten – offene Schädelverletzungen, hohe Verletzungen der Halswirbelsäule, Aortenrupturen, Herzverletzungen etc. – eher Minuten und Sekunden. Ähnlich dramatisch ist der Zeitdruck beim extremsten internistischen Notfall, dem Herz-Kreislauf-Stillstand: Anfänglich liegt die Überlebensrate bei Herzkammerflimmern noch bei über 90%, die dann pro Minute um etwa zehn Prozent sinkt. Nach vier Minuten muss mit bleibenden Gehirnschäden aufgrund des Sauerstoffmangels gerechnet werden, nach insgesamt zehn Minuten erscheint ein Überleben des Patienten nicht mehr wahrscheinlich. Für jedes Rettungsdienstsystem weltweit bedeuten diese engen Zeitfenster wohl eine Herausforderung, die nicht immer zu bewältigen ist. Um das therapiefreie Intervall in diesen Fällen im Rahmen der genannten Zeitfenster halten zu können, bedarf es also, so die Argumentationslinie auf dem Kongress, eines weiteren, unterstützenden Gliedes der Rettungskette, das seine Effizienz in erster Linie aus dem Zeitvorteil schöpft, also den Notfallpatienten aufgrund größerer räumlicher Nähe zu ihm schneller erreichen kann als der Rettungsdienst. Der First Responder – der hier stellvertretend für ein System der organisierten Ersten Hilfe vor Ort steht – hat sich, wie die Auswertungen der bestehenden Systeme belegen, als der richtige Ansatz für das Erreichen dieses Ziels erwiesen. Besonders hilfreich sind dabei eine entsprechende Ausbildung und der Einsatz des AED zur Bekämpfung des plötzlichen Herztodes, der nach wie vor an erster Stelle der Todesursachen in Deutschland steht. Bestätigt wurde die Richtigkeit dieser Thesen durch die Praxis, deren Ergebnisse in zahlreichen Einsatzstatistiken von fest etablierten First-Responder-Systemen sowohl im ländlichen als auch im städtischen Raum festgehalten sind. So erzielte die Berufsfeuerwehr München beispielsweise bei rund 300 First-Responder-Einsätzen zwischen Januar und Juli 2000 in rund 40% einen Zeitvorteil gegenüber dem Rettungsdienst. Das Reanimationsregister der Berufsfeuerwehr, welches eigens dazu angelegt wurde und geführt wird, um die besondere Effizienz der First Responder bei kardialen Notfällen nachzuweisen, weist bei 527 im Jahr 1997 registrierten Wiederbelebungen 152 Fälle von Kammerflimmern auf; 152 Mal war die frühe Defibrillation also die entscheidende Maßnahme der Notfallversorgung.

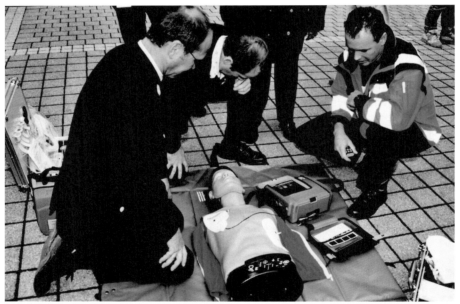

Abb. 1: Wie ist ein AED zu bedienen? – Diese Frage konnte den Teilnehmern des Bad Tölzer Kongresses an Ort und Stelle beantwortet werden, wie auch diesen beiden Führungskräften einer Feuerwehr, die sich über die Technik der Frühdefibrillation informieren.

Nachdem sich die First-Responder-Konzeption aus Sicht der präklinischen Notfallmedizin unzweifelhaft als richtig erwiesen hatte, stellte sich die Frage nach der optimalen Ausgestaltung der einzelnen Systeme. Auch darüber machte sich der Kongress Gedanken und entwarf in fünf Workshops zu den Themen Einsatztaktik, Ausrüstung, Ausbildung, Auswertung und Finanzierung einen Katalog von Empfehlungen für First-Responder-Systeme. Im Einzelnen verständigten sich die Teilnehmer auf folgende Punkte:

- Alarmiert werden soll der First Responder bei Meldebildern wie „Bewusstlosigkeit", „plötzlicher Brustschmerz" in Verbindung mit akuter Atemnot sowie bei allen anderen Notarztindikationen und in allen Fällen, in denen mit einer deutlich verlängerten Hilfsfrist des Rettungsdienstes zu rechnen ist.
- Als durchführende Organisation von First-Responder-Systemen ist die Feuerwehr ebenso vorstellbar wie auch jede Hilfsorganisation. Die Kooperationen verschiedener Organisationen unter einheitlicher Federführung sind ausdrücklich erwünscht.
- Die Alarmierung der First Responder soll grundsätzlich über die Rettungsleitstellen erfolgen.
- Ein First-Responder-Team soll grundsätzlich aus zwei, aber nicht aus mehr als drei Einsatzkräften bestehen.
- Eine einheitliche Kennzeichnung der First Responder ist wünschenswert.
- Die Ausrüstung soll aus einer Grundausstattung bestehen, die alles Notwendige zur Basisversorgung von Traumata sowie zur Wiederbelebung enthält. Je nach Ausbildungsstand der betreffenden First-Responder-Einheit kann sie um entsprechende Module erweitert werden. Die Ausrüstung mit einem AED ist obligatorisch. Intubationsbesteck, Spritzen, Kanülen, Medikamente für einen Arzt am Einsatzort sowie Pulsoxymeter gehören nicht zur Grundausstattung.
- Um Zeitvorteil und medizinische Effizienz des First Responders wissenschaftlich exakt nachweisen zu können, ist eine lückenlose Dokumentation der Einsätze nach einem einheitlichen Verfahren notwendig.

In diesem Zusammenhang stellte die Berufsfeuerwehr München auf der Tagung ein von ihr entwickeltes Dokumentationsverfahren vor, nach welchem bereits die First-Responder-Einsätze aller Organisationen im Rettungsdienstbereich München ausgewertet wurden. Dessen Software basiert auf der elektronischen Form eines Notfallprotokolls, in das Sprach- und Datenaufzeichnungen der AED-Geräte eingelesen und in Korrelation zum jeweiligen Reanimationseinsatz gebracht werden können. So erlaubt dieses System beispielsweise genaueste Analysen wie z.B. wann beim Patienten Kammerflimmern auftrat, wann das erste Mal vom AED der Schock freigegeben wurde, ob der First Responder nach dem vorgegebenen Algorithmus handelte etc.[1]

Weitere Punkte lauteten:

- Eine noch näher zu definierende Form der Kostenausstattung für First-Responder-Einsätze wird angestrebt (Dafür fehlt allerdings noch – auch in Bayern – jegliche Rechtsgrundlage. Anm. d. Verfassers). Mögliche Geldgeber für das in den Einsätzen verbrauchte Material sind hier die öffentliche Hand – als Träger von Rettungsdienst und Feuerwehren – sowie die Krankenkassen. Auch die Kosten von Hepatitis-Schutzimpfungen für die Helfer sind in die Finanzierungspläne für First-Responder-Systeme aufzunehmen.
- Die Freiwilligen Feuerwehren sollen in ihren Kommunen initiativ werden, um zu erreichen, dass First-Responder-Einsätze genauso wie alle anderen Feuerwehreinsätze unter die Lohnausfallregelung für die Mitarbeiter Freiwilliger Feuerwehren fallen.

Wird ein Mitarbeiter einer Freiwilligen Feuerwehr vom Arbeitsplatz aus zu einem Einsatz beordert, so kann der Arbeitgeber seine ihm dadurch entstehenden Lohnausfallkosten dem Träger der örtlichen Feuerwehr, also der Kommune, in Rechnung stellen. Bei First-Responder-Einsätzen ist diese Regelung derzeit allerdings nicht anwendbar, da diese nicht unter die Pflichtaufgaben einer Feuerwehr fallen. Zumindest in Bayern steht es den Stadt- und Gemeinderäten frei, durch Beschluss die Lohnausfallsregelung auf die freiwilligen Aufgaben auszudehnen.

Waren die Empfehlungen bis zu diesem Punkt unter den Teilnehmern des Kongresses weitgehend unumstritten, so änderte sich dies bei der Debatte über die notwendigen Anforderungen an die Ausbildung von First Respondern. Bis dahin war – wie bereits in den vorangegangenen Kapiteln beschrieben – der Standard der 72-Stunden-Sanitätsausbildung nach dem Vorbild der Hilfsorganisationen zuzüglich der Ausbildung in Frühdefibrillation als geltende Norm anerkannt worden. Da es sich für viele Freiwillige Feuerwehren aber als schwierig herausgestellt hatte, eine solche Ausbildung für die für ein First-Responder-System erforderliche Anzahl von Einsatzkräften zu organisieren, plädierten zahlreiche ihrer Vertreter und Ärzte dafür, künftig eine auf 48 Stunden verkürzte Ausbildung als neuen Standard für den Einstieg von Freiwilligen Feuerwehren in den First-Responder-Dienst zu setzen. Ihre Begründung lautete: 48 Stunden Ausbildung seien genug, dem First Responder die Grundkenntnisse von Basis-Trauma-Versorgung und Herz-Lungen-Wiederbelebung zu vermitteln, also den Fällen, mit denen er sich in der Praxis am häufigsten konfrontiert sehen wird. Zur Untermauerung dieser Ansicht wurden Auswertungen von Notarzteinsatzstatistiken angeführt, aus denen die Dominanz dieser Notfallarten gegenüber allen anderen Notfällen klar hervorging. Erbracht werden soll diese 48-Stunden-Ausbildung auch nicht in einem Block, sondern in Etappen: 24 Stunden im Rahmen des pflichtmäßigen Erste-Hilfe-Unterrichts der Feuerwehrgrundausbildung und 24 Stunden zuzüglich der AED-Einweisung als First-Responder-Grundausbildung nach diesen zwei Jahren, wobei am Anfang und Ende dieses Blocks ein Eingangs- bzw. Abschlusstest stehen. Inhaltlich soll diese Ausbildung praxisorientiert sein und durch acht Stunden jährlich vorgeschriebene Fortbildung ergänzt werden, die in die reguläre Fort- und Weiterbildung der Feuerwehren zu integrieren ist.

Die Befürworter der als „traditionalistisch" bezeichneten 72-Stunden-Ausbildung ließen sich jedoch von dieser Argumentationskette nicht überzeugen. Ihre Begründung dazu war, dass vor allem vom First Responder im ländlichen Raum erwartet werde, dass er jeden Notfall bis zum Eintreffen des Rettungsdienstes qualifiziert betreuen könne, also auch denjenigen, der in der Statistik eher seltener vorkommt. Zudem sei die 72-Stunden-Ausbildung bereits bei zahlreichen Feuerwehren eingeführt worden und ein Abweichen davon stelle die bisher erreichte Einheitlichkeit bei der Ausbildung wieder in Frage. Abgesehen davon sei dann auch eine Vergleichbarkeit mit den Hilfsorganisationen nicht mehr möglich.

Gleichwohl entschloss sich der Kongress, die Empfehlung für die Einführung einer problem- und praxisorientierten 48-Stunden-Ausbildung zum Einstieg Freiwilliger Feuerwehren in den First-Responder-Dienst zuzulassen. Dieser Beschluss hat die Diskussion über den Ausbildungsstandard von First Respondern sicherlich nicht beendet, im Gegenteil. Es ist sicherlich nicht anzunehmen, dass die Hilfsorganisationen

First-Responder-Grundausbildung

- 2-jährige Feuerwehr-Grundausbildung (Truppmann/Truppführer) mit *16 UE Erster Hilfe*
- 2-jährige Fortbildung in Erster Hilfe mit *2 x 4 UE*
- problemorientierte First-Responder-Grundausbildung mit AED-Schulung *24 UE*
- **Gesamt: 48 UE Ausbildung**

Ausbildungsinhalte

- vor der Ausbildung:
    - theoretisches Grundlagen-Selbststudium
    - Eingangstest

· Grundlagen (Recht/Organisation)	1 UE
· Störungen des Herz-Kreislauf-Systems	2 UE
· Störungen der Atmung	2 UE
· Störungen des Bewusstseins	2 UE
· Sauerstoffanwendung/Beatmung	2 UE
· AED	2 UE
· Herz-Lungen-Wiederbelebung	2 UE
· Blutstillung/Basistraumaversorgung	1 UE
· Fallsimulation Reanimation	4 UE
· Fallsimulation internistisch	3 UE
· Fallsimulation traumatologisch	3 UE
· Qualifizierungsprüfung	

Tab. 1: Muster-Ausbildungsplan auf 48-Stunden-Basis für First Responder der Feuerwehren

zugunsten dieser Lösung von ihrer bewährten 72-Stunden-Ausbildung abweichen werden, zumal sie diesen Ausbildungsstandard ohnehin als Grundanforderung für den Einstieg in den Einsatzdienst ihrer Organisation definieren und entsprechende Ausbildungskapazitäten vorhalten. Wahrscheinlich ist nicht einmal anzunehmen, dass Freiwillige Feuerwehren, die bisher die 72-Stunden-Ausbildung mit Erfolg umgesetzt haben, ohne weiteres auf 48 Stunden zurückgehen. Die Frage, ob eine 72-Stunden- oder 48-Stunden-Ausbildung angewendet werden soll, wird wohl nur in Zusammenhang mit anderen Überlegungen von Fall zu Fall beantwortet werden können. Zunächst haben die bayerischen Feuerwehrärzte diese Empfehlung des Kongresses aufgegriffen und sich für die Einführung eines 48-Stunden-Ausbildungsmodells ausgesprochen.

Ein Standard mit einer 48-Stunden-Ausbildung bringt auch augenfällige Vorteile. Er erleichtert zahlreichen weiteren Freiwilligen Feuerwehren den Einstieg in den First-Responder-Dienst, die mit ihren Plänen sonst an der Organisation der 72-Stunden-Ausbildung gescheitert wären. Insofern könnte diese Möglichkeit durchaus dazu beitragen, das Potenzial dieser Feuerwehren noch großzügiger als bisher auszuschöpfen und noch mehr First-Responder-Systeme auf deren Basis ins Leben zu rufen. Das wiederum könnte maßgeblich dazu beitragen, die flächendeckende Einführung der Frühdefibrillation zu fördern und zu beschleunigen. (Letzteres war übrigens ein Argument, das in der Diskussion im Plenum des Kongresses wiederholt zu hören war.) Allerdings würden diese First Responder ihre Aktivitäten zur Unterstützung des Rettungsdienstes auch zwangsläufig auf die Frühdefibrillation – neben der Basisversorgung von Traumata, also Lagerung und Blutstillung – beschränken müssen. Ihre vorrangige Aufgabe wäre dann weniger die Überbrückung des therapiefreien Intervalls, sondern mehr die Bekämpfung des plötzlichen Herztodes. Dabei ist es allerdings unstrittig, dass auf diesem Gebiet in Deutschland in der Tat Handlungsbedarf besteht und dass es – namentlich bei der Berufsfeuerwehr München – absolut ermutigende Praxisbeispiele für First-Responder-Systeme gibt, die sich genauso ausgerichtet haben. Verschwiegen werden soll aber auch nicht, dass die breite Implementierung des 48-Stunden-Standards zwei verschiedene Arten von First Respondern schaffen könnte: beispielsweise den höher Ausgebildeten aus den Reihen der Hilfsorganisationen und den Grundausgebildeten der Feuerwehr. Dies würde den Hilfsorganisationen zwar teilweise die Befürchtungen vor einer „Feuerwehr-Konkurrenz" nehmen, die Bemühungen um einen einheitlichen und übergreifenden Ausbildungsstandard im First-Responder-Dienst wären aber damit erfolglos geblieben.

Wie beurteilt nun der Gesetzgeber die First-Responder-Aktivitäten, die sich in den vergangenen Jahren so weit verbreitet haben? Am Beispiel Bayerns, das als erstes Bundesland die Formen der „organisierten Ersten Hilfe" 1997 in die Novellierung seines Rettungsdienstgesetzes aufgenommen hat, wurde diese Frage durch einen Vertreter des Innenministeriums als zuständige Aufsichtsbehörde beantwortet. Danach beurteilt zumindest Bayern diese Aktivitäten durchweg positiv und das unabhängig davon, ob sie unter dem Dach der Feuerwehren oder der Hilfsorganisationen stattfinden. Bayern hat in seinem Rettungsdienstgesetz die Rettungsleitstellen angewiesen, bei Bedarf auf diese Einrichtungen der organisierten Ersten Hilfe zurückzugreifen, wenn dafür die generelle Zustimmung des jeweiligen Rettungszweckverbandes vorliegt. Dabei wird der First-Responder-Dienst aber keinesfalls als Bestandteil des öffentlichen Rettungsdienstes betrachtet, was bedeutet, dass er weder der staatlichen Regelung des Rettungsdienstes unterliegt noch dass er Mittel aus der staatlichen Förderung des Rettungsdienstes in Anspruch nehmen kann. Der Grundsatz der Subsidiarität, wonach der Staat nur in dem Maße steuernd eingreifen soll, in welchem ein begründeter Regelungsbedarf besteht, gilt hier also in vollstem Umfang. Vielmehr handeln die Organisationen, die First-Responder-Systeme betreiben, nach Ansicht des

Bayerischen Innenministeriums nach einem selbst gestellten Auftrag, der sich bei den Hilfsorganisationen aus deren Satzungen, bei den Feuerwehren aus den freiwilligen Aufgaben nach dem Feuerwehrgesetz des Freistaats ergibt.

Eine klare Absage erteilte Bayern etwaigen konkurrierenden First-Responder-Aktivitäten zwischen Feuerwehren und Hilfsorganisationen. „Wir machen keinen Unterschied zwischen Feuerwehr-First-Respondern und Helfern vor Ort des Roten Kreuzes", erklärte der Vertreter des Innenministeriums unmissverständlich vor dem Kongress. Viel wichtiger sei es, das ehrenamtliche Potenzial aus allen Organisationen für diesen Zweck zu bündeln. Nicht zuletzt aus diesem Grund bedarf die Einrichtung von First-Responder-Systemen, so darf man schlussfolgern, auch der Zustimmung der Rettungszweckverbände. Da es aber unzweifelhaft unterschiedliche fachliche Vorstellungen zwischen den Organisationen gibt, will Bayern eine Umfrage unter diesen durchführen, um zu erfahren, wie die jeweiligen Konzepte im Einzelnen aussehen und wo die Beteiligten Handlungsbedarf sehen. Nach dem Abschluss dieser Umfrage will das Innenministerium gemeinsam mit allen Beteiligten den Aufgabenbereich der organisierten Ersten Hilfe näher definieren und auf dieser Grundlage Empfehlungen bezüglich Ausrüstung und Ausbildung erarbeiten. Dabei soll die Tatsache berücksichtigt werden, dass es sich bei den First Respondern/Helfern vor Ort in aller Regel um Ehrenamtliche handelt. Ausbildung und Aufgaben sollen also so festgelegt werden, dass ehrenamtliche Kräfte die daraus erwachsenden Anforderungen erfüllen können.

Eine klare Ansicht vertritt das Bayerische Innenministerium auch in der Frage der Hilfsfrist des Rettungsdienstes, die ursprünglich ja einer der Hauptauslöser für die Entwicklung des First-Responder-Wesens überhaupt war. Der First Responder sei unter keinen Umständen als Ersatz für den Rettungsdienst anzusehen, wurde auf dem Kongress betont: „In Bereichen, in denen die geforderte Hilfsfrist des Rettungsdienstes nicht einzuhalten ist, bleibt der zuständige Rettungszweckverband gefordert."[2] Das ist eine wichtige Botschaft in zweierlei Hinsicht: Der weitere Ausbau des Rettungsdienstes wird durch den fortschreitenden Ausbau des First-Responder-Wesens nicht beeinträchtigt. Der First Responder dient letztlich der Überbrückung der Hilfsfrist des Rettungsdienstes und nicht dazu, sie überhaupt erst in einen akzeptablen Rahmen zu bringen.

Die Frühdefibrillation durch nichtärztliches Personal, die mittlerweile im Rettungsdienst auf breiter Grundlage eingeführt wurde, war nicht immer unumstritten und ist es bei einigen selbst heute noch nicht. Da sie mittlerweile darüber hinaus auch als Säule eines medizinisch effizienten First-Responder-Dienstes gilt, war es nur folgerichtig, dass der Kongress auf die rechtlichen Grundlagen der Frühdefibrillation einging und zudem die allgemeinen haftungsrechtlichen Aspekte des First-Responder-Dienstes darstellte. Unbestrittene und allgemein anerkannte rechtliche Grundlage für die Frühdefibrillation durch nichtärztliches Personal bleibt danach die Notkompetenz, die aus dem rechtfertigenden Notstand abgeleitet ist. Letzterer ergibt sich aus dem Herz-Kreislauf-Stillstand eines Menschen, also aus dessen unmittelbar drohendem Tod. Die im Rahmen dieser Notkompetenz ergriffenen Maßnahmen müssen unaufschiebbar sein (was auf die Frühdefibrillation mit Sicherheit zutrifft). Sie müssen von dem Durchführenden beherrscht werden, ihre Notwendigkeit dokumentiert (was der AED automatisch erledigt) und mit dem Notarztruf gekoppelt sein. Die Frühdefibrillation mittels AED durch First Responder erfülle somit alle erforderlichen Charakteristika der Notkompetenz. Interessant ist hierbei, dass der viele Jahre in diesem Zusammenhang zitierte Grundsatz der Delegation (durch einen Arzt) nicht als stichhaltig erachtet wurde. Er scheitere daran, dass in aller Regel derjenige Arzt, der die Frühdefibrillation an nichtärztliches Personal delegiert, nicht identisch mit dem behandelnden Arzt des jeweils zu defibrillierenden Notfallpatienten sei. Notkompetenz, die Qualifizierung des Personals unter ärztlicher Leitung einschließlich regelmäßiger Überprüfung sowie die genaue Einweisung in die verwendeten Geräte stellen insgesamt eine rechtlich gesicherte Grundlage dafür, dass First Responder die Frühdefibrillation mittels AED anwenden können.

Die haftungsrechtlichen Problematiken, die sich für Betreiber ergeben können, durchleuchtete Dr. Dr. Alex Lechleuthner, Ärztlicher Leiter des RD Köln und Leiter des Instituts für Notfallmedizin der Berufsfeuerwehr Köln. Lechleuthners und Fehns grundlegende Analyse hierzu ist bereits in einem der vorangegangenen Kapitel vorgestellt worden. Die Ausführungen Lechleuthners in Bad Tölz sollen deshalb an dieser Stelle nur in ihrem Kern beschrieben werden. Seine wohl wichtigste Empfehlung für die First Responder bezog sich klar auf die richtige Bewertung ihres Ausbildungsstandes: „Beziehen Sie bei allen medizinischen Entscheidungen den Notarzt ein!"[3] Mit anderen Worten bedeutet das, dass der First Responder dringend davor gewarnt wird, den bereits alarmierten Notarzt vom Einsatzort abzubestellen. Handelt der First Responder aufgrund eines selbst gestellten Auftrags, der sich aus der Satzung oder den gesetzlich fixierten Aufgaben seiner Organisation ergibt, so bewegt sich sein Handeln doch keinesfalls im haftungsfreien Raum. In Haftung können sowohl der öffentliche Auftraggeber des First Responders als auch die privatrechtliche Organisation, der er angehört, genommen werden. Auch die Rettungsleitstellen bzw. deren Träger haften nach diesem Grundsatz für den First-Responder-Dienst, wenn dieser aufgrund einer Alarmierung durch die Leitstelle tätig wird, also die Leitstelle als Auftraggeber auftritt. Nichts umsonst haben die Freiwilligen Feuerwehren in Bayern per schriftlicher Erklärung die Rettungsleitstellen ihres jeweiligen Bereichs von dieser Amtshaftung ausgenommen. Das ist sicher ein entscheidender Punkt bei der wohlwollenden Genehmigung von First-Responder-Systemen und dieser ist zumindest bei den bayerischen Wehren fest ins formale Genehmigungsverfahren integriert. Die Rettungsleitstellen laufen somit keine Gefahr, für eventuelle Fehlleistungen des First-Responder-Dienstes in Anspruch genommen zu werden. Anderenfalls würde eine drohende Amtshaftung der Rettungsleitstellen lediglich zur Folge haben, dass diese die First Responder nur sehr zurückhaltend einsetzen.

Die Haftung hat also zunächst der Betreiber des jeweiligen First-Responder-Dienstes zu übernehmen. Diesem empfahl Herr Lechleuthner deshalb eine kontinuierliche Überwachung des laufenden First-Responder-Betriebs durch einen Arzt, der zugleich die aufgabenbezogene Aus- und Fortbildung des Personals leitet, also dessen Qualifikation regelmäßig überprüft. Gegen einen eventuellen Vorwurf wegen Organisationsversagens ist damit zumindest Vorsorge getroffen. Für den First Responder selbst empfiehlt sich nach seiner Ansicht auf jeden Fall der Abschluss einer Privathaftpflichtversicherung – vorausgesetzt, er ist nicht schon über seine Organisation entsprechend abgesichert.

Ergeben können sich Haftungsfragen vermutlich vorrangig aus fehlerhaften medizinischen Handlungen des First Responders, auch wenn davon auszugehen ist, dass diese unabsichtlich erfolgten. Um dieses Risiko zu minimieren (was übrigens auch für den Rettungsdienst gilt), kann die Telemedizin mit Sicherheit einen wesentlichen Beitrag leisten. Ein Projekt der Universitätsklinik Regensburg, welches unter seinem Kürzel „Noah" bereits der Öffentlichkeit bekannt ist und auch dem Bad Tölzer Kongress vorgestellt wurde, kann hier neue Wege in die Zukunft eröffnen. Über einen Mobilcomputer, der wie ein Mobiltelefon direkt am Mann getragen wird, steht der Rettungsdienstmitarbeiter in direkter Verbindung mit der Rettungsleitstelle, aber auch bei Bedarf direkt mit der Klinik. Die Kommunikation erfolgt nicht mehr mündlich, sondern per funkgestützter Datenübertragung, wobei standardisierte Masken gewährleisten, dass Meldebilder und Diagnosen jederzeit in einheitlicher und verständlicher Form übertragen werden. Da weitere Anwendungen wie Global Positioning System, Datenfunk sowie die Vernetzung mit elektronischen Medizingeräten möglich sind, ist der Rettungsassistent, der ein EKG-Bild über seinen Mobilcomputer in die Klinik überträgt und von dort dann genaue Handlungsanweisungen auf seinen Bildschirm erhält, keine utopische Zukunftsvision mehr. Der Rettungsassistent wäre dann kein auf sich gestellter „Einzelkämpfer", abhängig von Funkschatten, Verständigungsproblemen und Sichtverhältnissen, sondern ein vernetzter Teil des Gesamtsystems Rettungskette. Ein solches Modell wäre auch auf den First Responder der Zukunft übertragbar; es würde sein Handeln steuerbar und für sich und seinen Patienten sicherer machen. Der technische Fortschritt, der schon ein Schrittmacher bei der Verbreitung der Frühdefibrillation war, eröffnet auch hier ungeahnte Möglichkeiten.

Anmerkungen:

1 Auf Wunsch stellt die Berufsfeuerwehr München das von ihr entwickelte System anderen Organisationen mit First-Responder-Dienst zur Verfügung. Ansprechpartner ist Heinz Westermeier (Abt. S6. I. 13)

2 K. Anding, Bayerisches Innenministerium, Vortrag auf dem Kongress „First Responder 2000", Bad Tölz, 13./14.10.2000

3 A. Lechleuthner, Vortrag „First Responder – Haftungsrechtliche Aspekte" auf dem Kongress „First Responder 2000", Bad Tölz, 13./14.10.2000

9 Blick in die Zukunft: Perspektiven einer Idee

Seit dem Ende des Kalten Krieges in Europa, das durch den Fall der Berliner Mauer, die deutsche Wiedervereinigung und durch den Zerfall der früheren Sowjetunion symbolisiert wird, sind auf allen Ebenen neue und andere Zeiten angebrochen. Bis dahin bestehende Strukturen, die durchaus jahrzehntelang ihre Berechtigung hatten, mussten neu hinterfragt und auf ihren Sinngehalt überprüft werden. Die Globalisierung hat Staat, Wirtschaft und Gesellschaft vor neue, zuvor nie geahnte Herausforderungen gestellt. Auch an den Institutionen von Rettungsdienst, Katastrophenschutz und Katastrophenvorsorge ist dieser Umbruch nicht spurlos vorübergegangen. Besonders der Katastrophenschutz hat sich jahrzehntelang auf seine Rolle in der Zivilverteidigung konzentriert, die auf der Gefahr eines möglichen militärischen Konflikts beruhte. Heute, da sich die verteidigungspolitische Situation Deutschlands grundlegend gewandelt hat, sieht er zunehmend seine Aufgabe in der schnellen und flexiblen Reaktion auf Großunfälle und Katastrophen, die sowohl durch Naturgewalten als auch durch Unglücksfälle einer hochtechnisierten Gesellschaft entstehen können. Die neue Strategie des alten Katastrophenschutzes lässt sich am besten mit dem Begriff „Schnelleinsatzgruppen", die der Unterstützung des Rettungsdienstes bei Großschadenlagen dienen, charakterisieren.

Dennoch hätte sich ohne die jahrzehntelang gesammelten Erfahrungen des Katastrophenschutzes die SEG-Strategie nicht entwickeln und ohne den Wandel im Katastrophenschutz nicht umgesetzt werden können. Dieses Beispiel zeigt, dass bewährte Strukturen und geschaffene Ressourcen nicht aufgegeben werden müssen, wenn Aufgaben überholt erscheinen. Sie können in modifizierter Form mit neuen Aufgaben auch in der Zukunft weitergeführt werden und damit auch dauerhaft erhalten bleiben.

First Response bzw. die organisierte Erste Hilfe am Ort verfolgt einen ganz ähnlichen Ansatz, wenn auch mit einer anderen Zielsetzung. So wie sich die SEG-Konzeption um die Bewältigung größerer Schadenslagen bemüht, bemüht sich die First-Response-Konzeption um den Einzelnen in seiner individuellen Notlage. Die SEG schließt die Lücke zwischen Rettungsdienst und Ausrufung des Katastrophenfalls, First Response schließt die Lücke zwischen Ersthelfer und Rettungsdienst. Dabei baut First Response auf bereits vorhandenen Strukturen und Ressourcen der Feuerwehren und Hilfsorganisationen auf, deren Aufgabenspektrum sich – ähnlich wie beim Katastrophenschutz – im Lauf der Jahre verändert hat. Bei den Feuerwehren geschah dies durch die kontinuierliche Abnahme der Brandbekämpfungseinsätze, bei den Hilfsorganisationen durch die fortschreitende Professionalisierung des Rettungsdienstes. Beide Apparate sind hoch entwickelt, bergen große Kapazitäten in sich und können auf neue Aufgaben ausgerichtet werden. Bei den Feuerwehren kommt sogar noch die flächendeckende Präsenz hinzu, von der aufgrund gesetzlicher Vorgaben oft gar nicht abgewichen werden kann. Dieses gesetzlich vorzuhaltende Potenzial auch sinnvoll auszuschöpfen und nicht brach liegen zu lassen, kann angesichts der zunehmenden Begrenzung der öffentlichen Mittel sogar als gesellschaftspolitische Verpflichtung aufgefasst werden.

Die Idee des First-Responder-Dienstes steht somit nicht nur für sich allein, sondern sie ist auch Folge des Umbruchs, der alle Bereiche des öffentlichen Lebens erfasst hat, und ist somit nicht mehr ohne weiteres wegzudenken. Hinzu kommt, dass die aus dieser Idee entstandenen First-Responder-Systeme ihre medizinische Effizienz nunmehr über Jahre hinweg nachgewiesen haben und dass sich auf absehbare Zeit kein Weg zeigen wird, sie durch einen entsprechend flächenmäßigen Ausbau des Rettungsdienstes überflüssig zu machen. First Response hat somit einen festen Platz in der Rettungskette und im rettungsdienstlichen Alltag gefunden. Als mittlerweile erprobtes und funktionierendes System bieten sich First-Responder-Systeme sogar an, explizit im Kampf gegen den plötzlichen Herztod – die häufigste Todesursache im hochzivilisierten Deutschland – eingesetzt zu werden oder als Vorbild für ähnliche Systeme zu dienen, die hauptsächlich diese Problematik im Visier haben. In dieser Hinsicht verbindet sich First Response letztlich auch mit der öffentlichen Gesundheitsvorsorge bzw. mit einem generellen gesellschaftlichen Engagement auf diesem Gebiet. Dieser Gedanke wird konkret anhand der Konzepte, mittels First-Responder-Systemen die Frühdefibrillation – was in anderen Staaten bereits auch passiert – flächendeckend zu verbreiten, realisiert.

Die Gefahr, dass First Response einfach wieder verschwindet, weil Sinn und Zweck dieses Konzepts nicht ausreichend sichtbar werden, scheint also kaum mehr zu bestehen. Entscheidend für die weitere Entwicklung wird sein, wie First-Responder-Dienste in der Praxis arbeiten und gestaltet werden. Alarmierung, Ausbildung und Ausrüstung werden dabei die Schlüsselrollen sein. Eine möglichst breite Zugriffsmöglichkeit der Rettungsleitstellen auf dieses Instrument ist dabei ebenso Voraussetzung wie die Sensibilisierung der Rettungsleitstellen dafür, bei Bedarf auch ohne Hemmungen auf dieses Potenzial zurückzugreifen. Die Tatsache, dass die überwiegende Mehrzahl der First-Responder-Systeme immer auf ehrenamtlicher Basis arbeiten wird, setzt wiederum ihrer Verfügbarkeit Grenzen. Diesen Gegensatz organisatorisch zu lösen, wird eine der großen Herausforderungen sein, mit denen sich die Träger von First-Responder-Diensten in der Zukunft auseinander zu setzen haben.

Was erwartet man vom First Responder im Einsatz? Die Beantwortung dieser Frage wird ausschlaggebende Bedeutung für Ausbildung und Ausrüstung des First Responders in der Zukunft haben. Für den First Responder in der Großstadt, der lebensrettende Sofortmaßnahmen einschließlich Frühdefibrillation für wenige Minuten gewährleisten muss, bis der Rettungsdienst eintrifft, werden vielleicht 40 Stunden Unterricht sowie einige antrainierte Fallbeispiele ausreichen. Der First Responder auf dem Land, der vielleicht einmal 20 Minuten bei einem Vergiftungspatienten überbrücken muss, wird andere Anforderungen an seine Ausbildung stellen müssen. Wie soll also ein Standard aussehen, der beiden Situationen gerecht wird? Möglicherweise gibt es diesen nicht, was bedeuten würde, dass sich die notwendige Ausbildung für einen First Responder nach der Rettungsdienststruktur in seinem Einsatzbereich richtet. Dass künftig auch in der Ausbildung neue Wege beschritten werden müssen, scheint wahrscheinlich. Die Ausrüstung eines First Responder – vom Notfallkoffer bis hin zum Einsatzfahrzeug mit Sondersignal – richtet sich wiederum nach seiner Ausbildung. Ein bundesweit einheitliches First-Responder-System wäre vielleicht weniger sinnvoll. Zweckmäßiger wäre es wohl, die einzelnen Varianten auf die jeweiligen regionalen Bedürfnisse abzustimmen.

Mit Sicherheit darf behauptet werden, dass hier der technische Fortschritt, der durch die Entwicklung des AED schon der Frühdefibrillation den Weg geebnet hat, weitere neue Möglichkeiten eröffnen wird. Vor allem die Telemedizin bietet die Chance, die zur effektiven Behandlung eines Patienten notwendigen Stellen weltweit und in Echtzeit miteinander zu vernetzen. Die Verbindung von Kommunikation, Datenaustausch und Dokumentation kann das Retten in Zukunft zielgerichteter und schneller machen. Letztlich wird sogar der Arzt noch schneller und früher an den Patienten herangebracht, indem die Helfer am Einsatzort als seine „ausführenden Organe" fungieren. Nicht vergessen werden darf aber auch der Fortschritt der vergangenen Jahre hinsichtlich der Rettungsgeräte der Feuerwehr. Mobile, tragbare und mit Akkus betriebene Rettungsscheren und Spreitzer machen den Feuerwehrmann unabhängig von seinen Fahrzeugen und deren Aggregaten. Eine mögliche Entwicklungslinie ist auch die autarke Feuerwehr-First-Responder-Einheit, die mit zwei Mann im Erstzugriff Unfallverletzte befreit und erstversorgt, bis der Rettungsdienst eintrifft. Auch

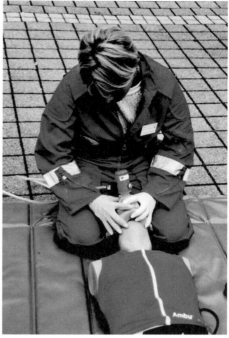

Abb. 1: Immer mehr Medizingeräte kommen auf den Markt, die speziell auf die Anforderungen von First Respondern zugeschnitten sind. Im Bild ist das Beatmungsgerät Oxylator zu sehen.

der Sanitäter einer DRK-Bereitschaft könnte sich mit diesen Geräten ausstatten und damit seinen First-Responder-Standard erweitern. Damit würde er also eine feuerwehrtypische Aufgabe übernehmen und so wie Feuerwehrleute auf medizinischem Gebiet tätig werden.

Ob der technische Fortschritt auf diesem Weg eines Tages sogar den Charakter der Hilfsorganisationen wandeln wird – darüber kann spekuliert werden. Fest steht, dass die organisierte Erste Hilfe am Ort – ob sie nun First Responder oder Helfer vor Ort heißt – sinnstiftend, sowohl für die Feuerwehren als auch für die Hilfsorganisationen, wirken kann.

Der bereits erwähnte Trend, dass sich Feuerwehr und Hilfsorganisationen mit einem sinkenden Bedarf ihrer bis dahin traditionellen Aufgabengebiete konfrontiert sehen, hat sich übrigens auch schon auf die Mitgliederentwicklung bei den Aktiven ausgewirkt. Eine neuer Verantwortungsbereich wie eben der First-Responder-Dienst könnte dazu beitragen, diese Entwicklung zu stoppen. Und ein weiterer Trend zeichnet sich ab: Sobald sich Organisationen in einer First-Responder-Kooperation zusammengefunden und ihr latentes Konkurrenzdenken überwunden haben, ergeben sich im Allgemeinen auch auf anderen Gebieten schnell Synergien. Am Ende einer solchen Entwicklung könnte mancherorts eine Verzahnung der jeweiligen Hilfsorganisationen stehen, ein bei Bedarf gemeinschaftlich operierender Verband, der Brände löscht, technische Hilfe leistet, Rettungs-, Sanitäts- und Betreuungsdienst erbringt und darüber hinaus vielleicht auch noch auf dem Wasser tätig werden kann. Es braucht wohl nicht erläutert zu werden, welches Potenzial hier für eine örtliche Katastrophenvorsorge läge.

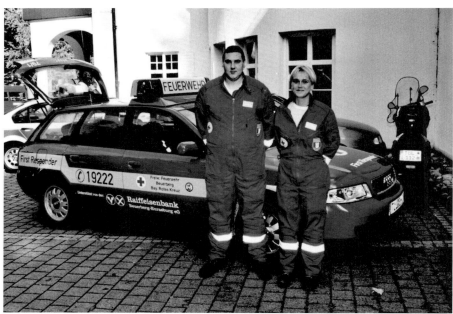

Abb. 2: Ein Beispiel von vielen für eine Kooperation im First-Responder-Bereich zwischen Feuerwehr und Hilfsorganisation ist das Projekt von Brandschützern und Mitarbeitern des Bayerischen Roten Kreuzes in Beuerberg (Landkreis Bad Tölz-Wolfratshausen).

Die allergrößten Chancen überhaupt hat aber der Notfallpatient und damit jeder von uns. Die Auswertungen der Einsatzstatistiken der First-Responder-Systeme sprechen eine deutliche Sprache. Als neues Glied der Rettungskette hat der First Responder seine Bewährungsprobe schon längst bestanden. Bei jedem akuten Notfall, vor allem aber beim plötzlichen Herztod, kann der First Responder Leben retten und das Patienten-Outcome signifikant verbessern. Von diesem Umstand profitiert aber auch der Rettungsdienst. Kann er bei seinem Eintreffen beim Notfallpatienten bereits auf einer qualifizierten Erstversorgung aufbauen, hat auch seine Arbeit noch größere Aussichten auf Erfolg, woraus letztlich die Mitarbeiter des Rettungsdienstes ihre Motivation schöpfen. Auf der Arbeit von First Responder und Rettungsdienst kann dann wiederum die Klinik aufbauen. Gelänge es außerdem noch, die Breitenausbildung der Bevölkerung in Deutschland auf ein höheres Niveau zu bringen, dann würde sich die an manchen Stellen dünne und brüchige Rettungskette zu einer Panzerkette entwickeln.

Rettungsdienst und Gesetzgeber haben nun die First-Responder-Konzeption aufgrund ihrer nachweislichen Effizienz akzeptiert und stehen ihr aufgeschlossen gegenüber. Das geschieht natürlich immer unter dem Vorbehalt, dass dadurch die Bemühungen um einen weiteren Ausbau des Rettungsdienstes nicht nachlassen dürfen und dass andererseits der First Responder nicht zu einer „Light-Version" des Rettungsdienstes degeneriert. Solchen Fehlentwicklungen muss entgegengesteuert werden, denn sie gefährden Reputation und Erfolg des First Responders – und darunter leidet in erster Linie wieder der Notfallpatient. Gerade diesem müssen alle Bemühen gelten, sowohl die von Ersthelfer und First Responder als auch die von Rettungsdienst und Klinik. Dessen müssen sich all diejenigen bewusst sein, die sich mit dieser Thematik befassen und an First-Responder-Systemen arbeiten.

Der First Responder steht nicht für sich allein, er arbeitet nicht zum Selbstzweck und nicht losgelöst. Er ist kein billiges Objekt zur eigenen Profilierung und kein Spiel, aus dem man wieder jederzeit aussteigen kann. Der First Responder ist ein Glied der Rettungskette, arbeitet im Verbund mit ihren Gliedern, die ebenso stark sein müssen wie er. Sein Ziel ist es, dem Notfallpatienten schnell qualifizierte Hilfe zu bringen. Darin liegt die eigentliche und große Herausforderung, aber auch die größte Möglichkeit für den First Responder.

Anhang

Dienstanweisung der Feuerwehr Garching für den First-Responder-Dienst (Stand 10/99)

Übersicht
Anwendungsbereich der Dienstanweisung
Indikationen für einen First-Responder-Einsatz
Kennzeichnung der First Responder
Dienstkleidung
Ausbildungsvoraussetzungen
Aus- und Fortbildung
Ausbildungsplan
Organisationsplan der First Responder
Aufgaben der First Responder
Aufgaben der Teamleader
Aufgaben des Medizinischen Einsatzleiters
Dokumentation
Feuerwehr-Einsatzprotokoll
Aufnahmen bzw. Veröffentlichung von Fotos und Videos
Rechtliche und medizinische Aspekte
Alarmierung
Ausrückeordnung
Funkmeldesystem (FMS)
Funkverkehr
Nachforderung und Abbestellung von Rettungsmitteln
Ausschluss aus dem First-Responder-Dienst
Hepatitis-Schutzimpfung
Notfallausrüstung

Anwendungsbereich der Dienstanweisung
Die nachfolgende Dienstanweisung ist gültig für alle Angehörigen der Feuerwehr Garching:

- die im Rahmen des First-Responder-Dienstes geführt werden
- die an der Versorgung des Patienten beteiligt sind
- im Rahmen einer Aus- und Fortbildung
- im Feuerwehreinsatz.

Der First Responder handelt eigenverantwortlich und ist verpflichtet, sich an die „Standing Orders" zu halten.
Der First Responder ist verpflichtet, sich in die Führungs- und Organisationsstruktur einzufügen.
Der First Responder hat während der Dienstzeit absolutes Alkoholverbot.

Indikationen für einen First-Responder-Einsatz

- Bewusstlosigkeit
- Atemstörung
- starke Schmerzen über Herz und Lunge
- eingeklemmte und verschüttete Personen
- Absturz aus großer Höhe
- Unfälle mit schwer Verletzten oder mehr als zwei Verletzten
- alle Unfälle auf der Bundesautobahn
- starke Blutungen
- Verbrennungen oder Verätzungen größeren Ausmaßes
- Elektrounfall oder Blitzschlag
- Ertrinkungsunfälle
- Großschadenereignisse
- begründeter Verdacht einer anderweitigen Lebensbedrohung.

Kennzeichnung der First Responder

- nur First-Responder-Abzeichen
- Abzeichen an der Einsatzjacke/Mantel linke Brustseite
- keine Helmabzeichen.

Dienstkleidung
Folgende Schutzkleidung wird zum First-Responder-Einsatz getragen:

- Feuerwehrhose Bayern 2000
- Feuerwehrsicherheitsstiefel
- Rettungsdienstjacke
- Infektionsschutzhandschuhe
- Feuerwehrhelm, Sicherheitsgurt und Feuerwehrsicherheitshandschuhe werden mitgeführt.

Folgende Schutzkleidung wird zur Veranstaltungswache getragen:

- Rettungsdiensthose
- Feuerwehrsicherheitsstiefel
- Rettungsdienstjacke
- Feuerwehrhemd kurzärmelig.

Ausbildungsvoraussetzungen
First Responder müssen folgende Lehrgänge absolviert haben:

- Feuerwehr-Ersthelfer laut FwDV 2 (32 Std.)
- First-Responder-Kurs (72 Std.)
- Frühdefibrillationslehrgang (8 Std.).

Aus- und Fortbildung

Der First Responder der Feuerwehr Garching verpflichtet sich:

- zur regelmäßigen Teilnahme an Aus- und Fortbildungsveranstaltungen
- zur Teilnahme an Übungen
- zur Teilnahme an einer halbjährlichen Qualifikationsüberprüfung (Frühdefibrillation).

1. Musterausbildungsplan „Truppmann" Teil 1: Feuerwehrgrundausbildung Lebensrettende Sofortmaßnahmen (Erste Hilfe)	16 Std.
Teil 2: Ausbildungsdienst in der Feuerwehr (2-Jahres-Programm) Lebensrettende Sofortmaßnahmen (Erste Hilfe)	8 Std.
2. Musterausbildungsplan „Truppführer" Lebensrettende Sofortmaßnahmen, insbesondere Einsatz von Sanitäts- und Wiederbelebungsgerät	2 Std.
3. Musterausbildungsplan „Atemschutzgeräteträger" Erste Hilfe und Wiederbelebungsgeräte	2 Std.
4. Im Rahmen der Pflichtübungen jährliche Wiederholung des HLW-Kurses	4 Std.
Gesamt	32 Std.

Tab. 1: Ausbildung zum Feuerwehr-Ersthelfer

1. erfolgreiche Ausbildung zum Feuerwehr-Ersthelfer nach FwDV 2 (ca. 2-3 Jahre)	32 Std.
2. Sanitätslehrgang mit Prüfung	72 Std.
3. Frühdefibrillationslehrgang laut DIVI	8 Std.
4. Einführung in die Dienstanweisung · Schweigepflicht · Einsatztaktik · Zusammenarbeit RD/NA · Dokumentation	4 Std.

Tab. 2: Ausbildung zum First Responder

jährliche ärztliche Nachprüfung in: · Frühdefibrillation · erweiterte notfallmedizinische Maßnahmen	4 Std.
freiwillige Teilnahme an: · Klinikpraktikum · RTW/NAW Praktikum	

Tab. 3: Fortbildung

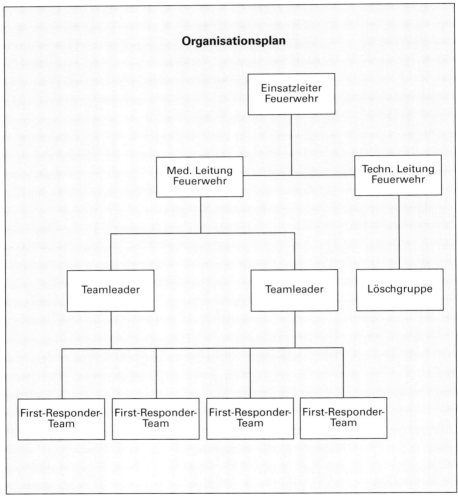

Abb. 1: Organisationsplan der First Responder der Feuerwehr Garching (Stand 10/99)

Aufgaben der First Responder

- selbständige Durchführung von Basismaßnahmen gemäß Standing Order bzw. auf Anweisung des Teamleaders/Med. Einsatzleiters
- Unterstützung des Teamleaders/Med. Einsatzleiters
- Übergabe an RD, soweit kein Teamleader/Med. Einsatzleiter vor Ort
- Unterstützung RD-Personal/NA-Personal auf Anforderung
- Übergabe an Teamleader/Med. Einsatzleiter bei dessen späteren Eintreffen.

Aufgaben des Teamleaders

- besondere Qualifikation erforderlich
- RD-Erfahrung
- wird durch Kdt./Leiter des First-Responder-Dienstes ernannt oder abgesetzt
- kann durch Med. Einsatzleiter für spezielle Einsätze ernannt werden
- führt Notfallteam
- delegiert Basismaßnahmen an First Responder
- Verantwortung für Team
- Übergabe an später eintreffenden Med. Einsatzleiter
- Übergabe an RD/NA
- verantwortlich für Dokumentation
- verantwortlich für Material.

Aufgaben des Medizinischen Einsatzleiters

- Qualifikation
- leitet Notfalleinsätze
- führt Teamleader und Notfallteams
- Einweisung RD/NA
- Koordination mit anderen Rettungsmitteln
- setzt Teamleader ein
- delegiert Basismaßnahmen
- unterstützt Feuerwehr-Einsatzleiter in medizinischen/taktischen Fragen
- organisiert die Verteilung der Notfallgeräte
- Nachforderung von RD.

Dokumentation

- Original an RD-Personal/NA-Personal
- zwei Durchschläge für Feuerwehrordner
- Teamleader ist verantwortlich für vollständiges Ausfüllen.

Feuerwehr-Einsatzbericht

- durch Med. Einsatzleiter nach dem Einsatz auszufüllen
- verbleibt in der Feuerwehr.

Aufnahmen bzw. Veröffentlichung von Fotos und Videos

- nur auf Anweisung des Kdt./Med. Einsatzleiters zum Zwecke der Ausbildung
- nur mit Videokamera oder Fotoapparat der Feuerwehr
- Negative/Filme werden im Feuerwehrhaus aufbewahrt (Urheberrecht)
- keine Weitergabe/Veröffentlichung
- Statistikerstellung durch Leiter des First-Responder-Dienstes
- Veröffentlichungen jeder Art nur durch Kdt./Leiter des First-Responder-Dienstes.

Rechtliche und medizinische Aspekte

- jeder First Responder handelt eigenverantwortlich
- invasive Maßnahmen, wie z.B. Venenpunktion, Intubation, Thoraxdrainage, Koniotomie etc., sind für den First Responder nicht zulässig
- *keine* medikamentöse Therapie erlaubt
- *nur Basismaßnahmen* durchführen.

Alarmierung

- die Alarmierung erfolgt über die Feuerwehreinsatzzentrale des Landkreises München
- FME, Kanal 469, Schleife 24457
- es werden immer alle First Responder alarmiert.

Ausrückeordnung

- alle First Responder begeben sich bei Alarm unverzüglich in das Gerätehaus, die Einsatzstelle darf nicht privat angefahren werden
- die ersten drei eintreffenden First Responder rücken mit dem hierfür zugewiesenen Fahrzeug aus (im Regelfall Fl. Garching 79/1)
- es ist darauf zu achten, dass mindestens ein Med. Einsatzleiter/Teamleader mit im Fahrzeug ist
- die restliche Mannschaft verbleibt im Feuerwehrhaus.

Funkmeldesystem

Mit dem FMS (Funkmeldesystem) sind folgende Statusmeldungen möglich:

Status 1	frei über Funk
Status 2	Wache ein
Status 3	ausgerückt
Status 4	am Einsatz
Status 5	Sprechwunsch
Status 6	nicht einsatzklar
Status 9	dringlicher Sprechwunsch
Status C	neuer Einsatz
Status J	jetzt sprechen
Status U	Verbindung zu ILST aufnehmen

Tab. 4: Statusmeldungen

Funkverkehr

- bei Responder-Einsatz nur durch Med. Einsatzleiter
- bei Feuerwehreinsatz nur durch Einsatzleiter Feuerwehr.

Nachforderung und Abbestellung von Rettungsmitteln

- *keine* Abbestellung von Rettungsfahrzeugen
- *keine* Diagnosestellung über Funk
- *Nachforderung* durch Med. Einsatzleiter/Einsatzleiter Feuerwehr.

Ausschluss aus dem First-Responder-Dienst

Ein Angehöriger der Feuerwehr Garching wird vom First-Responder-Dienst ausgeschlossen bei:

- mehrfachem Verstoß gegen die Dienstanweisung
- mehrfachem Verstoß gegen die Standing Order
- Gefährdung von Patienten bzw. Feuerwehrkameraden
- Übertretung der Kompetenzen
- Verletzung der Aus- und Fortbildungspflicht
- Nichterreichen der Qualifikationsanforderungen.

Hepatitis-Schutzimpfung

- jeder First Responder sollte sich zum Eigenschutz gegen „Hepatitis B" impfen lassen
- die Impfung ist freiwillig
- die Kosten übernimmt der Träger der Feuerwehr.

Notfallausrüstung

- bei jedem Einsatz ist folgende Grundausstattung vom First Responder mitzuführen:
  1. Notfallkoffer Atmung
  2. Notfallkoffer Kreislauf
  3. AED LP 500
- zusätzlich führen wir mit:
  1. Satz Stifneck-HWS-Stützkragen
  2. KET-System
  3. Schaufeltrage
  4. Reservematerial.

Nachwort

Dieses Buch versteht sich nicht als Nachschlagewerk und nicht als allumfassende Darstellung mit Anspruch auf Vollständigkeit. Es versteht sich vielmehr als eine Art Zwischenbilanz zum Thema First Responder, als Beitrag zu einer lebhaften Diskussion, die fortgesetzt werden muss. Aus diesem Grund haben wir von Anfang an nicht versucht, jeden Aspekt zum Thema First Responder, den es in Deutschland, Europa und schließlich der ganzen Welt geben mag, erschöpfend darzustellen. Wichtiger schien uns, das Thema in einer Entwicklungsgeschichte darzustellen, die die Grundlagen und Ideen von First Response ebenso aufzeigt wie die Schwierigkeiten und Probleme bei der Umsetzung, die verschiedenen Ansichten dazu und natürlich die Ergebnisse. Mit Absicht haben wir auch verschiedene Modelle in den direkten Vergleich zueinander gestellt und aufgezeigt, welche Varianten unter dem Dach von First Response möglich sind. Aus diesem Blickwinkel mag das vorliegende Buch auch Anregung und Handlungsanleitung für diejenigen sein, die gerade First-Responder-Systeme projektieren.

Eine der ersten Erfahrungen bei den Arbeiten an unserem Buch war, dass es im deutschsprachigen Raum bisher kaum Gesamtdarstellungen gibt, dafür aber eine Fülle von teilweise sogar noch unveröffentlichten Einzelbeiträgen und Vorträgen zum Thema. Wir haben uns deshalb die Arbeit aufgeteilt: Maximilian Eichner, selbst einer der Initiatoren des Feuerwehr-First-Responder-Projekts im Landkreis München und nach wie vor auf diesem Gebiet aktiv, nutzte seine zahlreichen Kontakte zur Recherche und zur Dokumentation. An dieser Stelle bedanken wir uns ganz ausdrücklich und sehr herzlich bei allen Personen, Organisationen, Verbänden und Behörden, die uns bei diesem Projekt unterstützten.

Peter Poguntke, Journalist, Rettungsassistent, Korrespondent der Zeitschrift *Rettungsdienst* und Verfasser mehrerer Fachartikel zum Thema First Responder, fiel die Aufgabe zu, aus der Fülle des zugelieferten Materials das Buchmanuskript zu verfassen und schließlich immer wieder zu überarbeiten, um noch neueste Erkenntnisse darin aufzunehmen. Um das Buch termingerecht herausbringen zu können, musste dennoch im November 2000 der Schlussstrich unter dieses Projekt gezogen werden. Aus diesem Grund bitten wir, die Autoren, um Verständnis, wenn spätere Ereignisse nicht mehr berücksichtigt werden konnten.

Aber wie bereits erwähnt: Die Diskussion um den First Responder wird weitergehen und die publizistische Begleitung dieser Diskussion mit Sicherheit auch!

Die Verfasser